Paleo Revolucioni

Ndani Ushqimin Tuaj në Harmoni me Natyrën dhe Historinë Tuaj Gjenetike

Mia Anderson

Tabela e Përmbajtjes

Biftekë të pjekur në skarë me hash perimesh me rrënjë të grira 11
Stir-Fry me mish viçi dhe perimesh aziatike 13
Fileto me dërrasa kedri me gërvishtje aziatike dhe slaw 15
Biftekë me tri majë të skuqura me lulelakër Peperonata 18
Biftekë të sheshtë hekuri au Poivre me salcë kërpudhash-Dijon 20
Biftekët 20
Salcë 20
Biftekë të pjekur në skarë me qepë të karamelizuara me çipotle dhe sallatë salsa .. 23
Biftekët 23
Sallatë Salsa 23
Qepë të karamelizuara 23
Ribeyes i pjekur në skarë me qepë barishtore dhe hudhër "Gjalpë" 26
Sallatë Ribeye me panxhar të pjekur në skarë 28
Brinjë të shkurtra të stilit korean me lakër xhenxhefil të zier 30
Brinjë të shkurtra viçi me Gremolata agrume-kopër 33
Brinjë 33
Kungull i pjekur ne tepsi 33
Gremolata 33
Patate viçi të stilit suedez me sallatë me kastravec mustardë-kopër 36
Sallatë me kastravec 36
Patates viçi 36
Burgera të mbytur në rukolë me perime me rrënjë të pjekura 40
Beefburger të pjekur në skarë me domate të grira me susam 43
Burgers në një shkop me salcë zhytjeje Baba Ghanoush 45
Speca të ëmbla të mbushura me tym 47
Burgers bizon me qepë kaberne dhe rukola 50
Bukë e mishit të bizonit dhe qengjit mbi chard dhe patate të ëmbla 53
Qofte bizon me salcë mollë-rrush pa fara me pappardelle kungull i njomë 56
Qofte 56
Salcë mollë-rrush pa fara 56
Kungull i njomë papardelle 56

- Bizon-Porcini Bolognese me Kunguj Spageti me Hudhër të pjekur 59
- Bizon Chili con Carne 62
- Biftekë bizoni me erëza marokene me limon të pjekur në skarë 64
- Herbes de Provence-Rubbed Bison Sirloin Roast 66
- Brinjë të shkurtra bizon të ziera me kafe me Gremolata mandarine dhe pure me rrënjë selino 68
- Marinadë 68
- Braise 68
- Lëngë eshtrave të viçit 71
- Shpatull derri tunizian me erëza me patate të ëmbla pikante 73
- Mish derri 73
- Patate të skuqura 73
- Shpatulla kubane e derrit të pjekur në skarë 76
- Rosto italiane e derrit të fërkuar me erëza me perime 79
- Nishan i derrit në tenxhere të ngadaltë 81
- Zierje me mish derri dhe kungull me erëza 83
- Roast sipër ijëve të mbushura me fruta me salcë raki 85
- Rosto 85
- Salcë raki 85
- Pjekje derri në stilin Porchetta 88
- Mish derri i pjekur me domate 90
- Fileto derri e mbushur me kajsi 92
- Fileto derri me kore barishtore me vaj hudhre krokante 94
- Mish derri me erëza indiane me salcë kokosi në tigan 96
- Scaloppini derri me mollë me erëza dhe gështenja 97
- Mish derri Fajita Stir-Fry 100
- Fileto derri me port dhe kumbulla të thata 101
- Mish derri në stilin Moo Shu në gota marule me perime turshi të shpejta 103
- Perime turshi 103
- Mish derri 103
- Copat e derrit me makadamia, sherebelë, fiq dhe pure patatesh të ëmbla 105
- Copa derri rozmarine-livando të pjekura në tigan me rrush dhe arra të thekura . 107
- Bërxolla derri alla Fiorentina me Brokoli të pjekur në skarë 109
- Bërxolla derri të mbushura me Escarole 112
- Copat e derrit me një kore Dijon-Pecan 115

Mish derri me kore arre me sallatë me spinaq me manaferrë 116

Shnitzel derri me lakër të kuqe të ëmbël dhe të thartë 118

Lakra 118

Mish derri 118

Gjoks gjeldeti të skuqur në pantallona me salcë qiqrash scampi 120

Këmbët e gjelit të ziera me perime rrënjë 122

Bukë mishi me gjel deti me ketchup qepë të karamelizuar dhe lakër të pjekur 124

Turqia Posole 126

Lëng kockash pule 128

Sallatë lakra jeshile me boronica dhe panxhar të pjekur 130

Supë e pjekur me karrota dhe parsnip me arrë Garam Masala "Croutons" 132

Supë kremoze me rrënjë selino me vaj barishte 135

Sallatë me kunguj delikate dhe spinaq të pjekur 138

Sallatë krokante me brokoli 140

Sallatë frutash të pjekura në skarë me vinaigrette me qepë 143

Lulelakër Curry Crunchy 145

Sallatë neoklasike Waldorf 147

Zemra Romaine të pjekura në skarë me veshje të perëndeshës jeshile të borzilokut 149

Sallatë me rukola dhe barishte me vezë të ziera 151

Sallatë Heirloom me domate dhe shalqi me piper rozë 153

Lakrat e Brukselit dhe sallatë me mollë 157

Sallatë e rruar me lakrat e Brukselit 159

Slaw meksikane 160

Kopër Slaw 162

Karrota kremoze dhe Slaw kohlrabi 163

Slaw karrota me erëza 165

Rukola Pesto 168

Pesto borziloku 169

Cilantro Pesto 170

Salcat e sallatave 171

Vinaigrette e ndritshme agrume 172

Vinaigrette klasike franceze 173

Salcë sallatë mango-lime 174

Vinaigrette me hudhër të pjekur 175

Salcë me arra pishe të thekur	176
Erëza	177
Mustardë e stilit Dijon	178
Harisa	180
Paleo Ketchup	182
Salcë BBQ	184
Salcë Chimichurri	186
Paleo Mayo	187
Përzierje erëzash	189
Erëza me limon-barishte	190
Erëza mesdhetare	191
Erëza meksikane	192
Erëza e tymosur	193
Erëza Cajun	194
Erëza xhamajkane erëzash	195
Salsa me agrume-kopër	197
Salsa me avokado krokante	199
Salsa e ëmbël me qepë-kastravec me nenexhik dhe Kili Thai	201
Pineapple i pjekur në skarë Salsa Verde	202
Salsa e panxharit të kuq rubin	203
Kremrat dhe gjalpat	204
Krem shqeme	205
Gjalpë arra pishe	206
Patate të skuqura molle të mbuluara me çokollatë	207
Salcë mollësh e trashë në stilin Chutney	210
Dardhë e pjekur Crumble	212
Dardha e zier me çaj jeshil-xhenxhefil me pure portokalli-mango	215
Hurma me salcë kanelle-dardhe	217

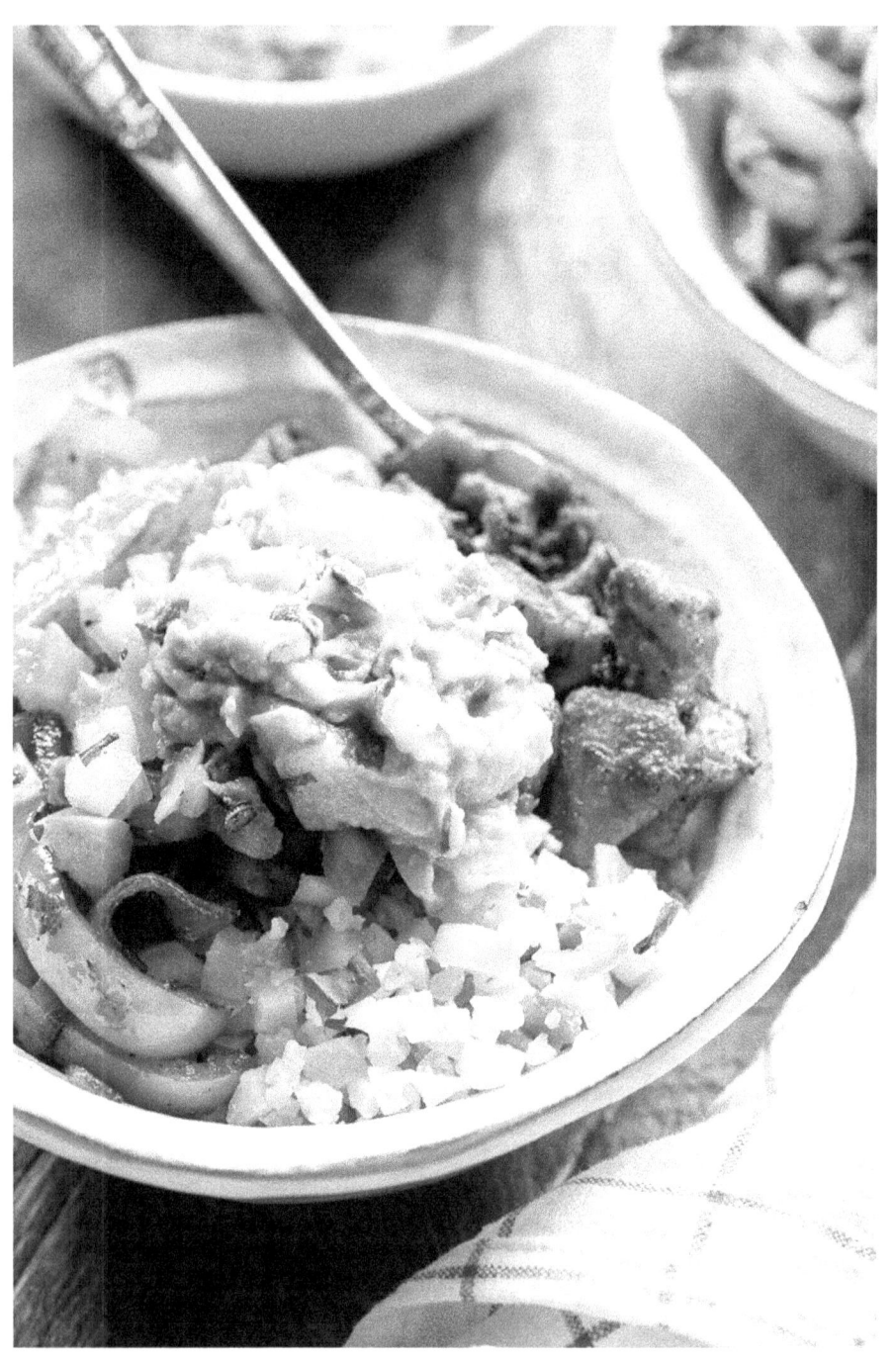

BIFTEKË TË PJEKUR NË SKARË ME HASH PERIMESH ME RRËNJË TË GRIRA

PERGATITJE:Qëndrim 20 minuta: 20 minuta skarë: 10 minuta qëndrim: 5 minuta përgatit: 4 racione

BIFTEKËT ME SHIRITA KANË NJË TEKSTURË SHUMË TË BUTË,DHE RRIPI I VOGËL I YNDYRËS NË NJËRËN ANË TË BIFTEKIT BËHET I FRESKËT DHE I TYMOSUR NË SKARË. MENDIMI IM PËR YNDYRËN SHTAZORE KA NDRYSHUAR QË NGA LIBRI IM I PARË. NËSE JENI BESNIK NDAJ PARIMEVE BAZË TË DIETËS PALEO® DHE MBANI YNDYRAT E NGOPURA BRENDA 10 DERI NË 15 PËR QIND TË KALORIVE TUAJA DITORE, KJO NUK DO TË RRISË RREZIKUN E SËMUNDJEVE TË ZEMRËS - DHE NË FAKT, E KUNDËRTA MUND TË JETË E VËRTETË. INFORMACIONI I RI SUGJERON SE RRITJA E KOLESTEROLIT LDL MUND TË ZVOGËLOJË INFLAMACIONIN SISTEMIK, I CILI ËSHTË NJË FAKTOR RREZIKU PËR SËMUNDJET E ZEMRËS.

3 lugë vaj ulliri ekstra të virgjër

2 lugë rrikë të freskët të grirë në rende

1 lugë çaji lëvore portokalli të grirë imët

½ lugë çaji qimnon i bluar

½ lugë çaji piper i zi

4 bifteke me shirita (të quajtur edhe ijë sipërme), të prera rreth 1 inç të trashë

2 majdanoz të mesëm, të qëruar

1 patate e ëmbël e madhe, e qëruar

1 rrepë mesatare, e qëruar

1 ose 2 qepe, të grira hollë

2 thelpinj hudhre, te grira

1 lugë gjelle trumzë e freskët e prerë

1. Në një tas të vogël përzieni së bashku 1 lugë gjelle vaj, rrikë, lëkurë portokalli, qimnon dhe ¼ lugë çaji piper. Përhapeni

përzierjen mbi bifteke; mbulojeni dhe lëreni të qëndrojë në temperaturën e dhomës për 15 minuta.

2. Ndërkohë për hash, duke përdorur një rende kuti ose një përpunues ushqimi të pajisur me tehun e grirës, grijini majdanozët, pataten e ëmbël dhe rrepën. Vendosni perimet e grira në një tas të madh; shtoni qepe(s). Në një tas të vogël bashkoni 2 lugët e mbetura vaj, ¼ lugë çaji të mbetur piper, hudhrën dhe trumzën. Hidhni perime; hidheni të përzihet mirë. Palosni një copë petë të rëndë 36 × 18 inç përgjysmë për të bërë një trashësi të dyfishtë petë me përmasa 18 × 18 inç. Vendosni përzierjen e perimeve në qendër të fletë metalike; sillni skajet e kundërta të fletës dhe mbylleni me një palosje të dyfishtë. Palosni skajet e mbetura për të mbyllur plotësisht perimet, duke lënë hapësirë për të krijuar avull.

3. Për një skarë me qymyr ose gaz, vendosni bifteket dhe pako me fletë metalike në raftin e skarës direkt mbi nxehtësinë mesatare. Mbuloni dhe grijini bifteket për 10 deri në 12 minuta për të rralla të mesme (145°F) ose 12 deri në 15 minuta për të mesme (160°F), duke i kthyer një herë në gjysmë të pjekjes. Gatuani paketën për 10 deri në 15 minuta ose derisa perimet të zbuten. Lërini bifteket të qëndrojnë për 5 minuta ndërsa perimet përfundojnë gatimin. Ndani hashin e perimeve në katër pjata për servirje; sipër me biftekë.

STIR-FRY ME MISH VIÇI DHE PERIMESH AZIATIKE

PERGATITJE:Gatim 30 minuta: 15 minuta bën: 4 racione

PLUHURI ME PESË ERËZA ËSHTË NJË PËRZIERJE ERËZASH PA KRIPËPËRDORET GJERËSISHT NË GATIMIN KINEZ. AI PËRBËHET NGA PJESË TË BARABARTA KANELLË TË BLUAR, KARAFIL, FARA KOPËR, ANISE YLL DHE KOKRRA PIPER SZECHWAN.

- 1½ paund biftek me fileto viçi pa kocka ose biftek i rrumbullakët viçi pa kocka, i prerë 1 inç i trashë
- 1½ lugë çaji pluhur me pesë erëza
- 3 lugë vaj kokosi të rafinuar
- 1 qepë e kuqe e vogël, e prerë në feta të holla
- 1 tufë e vogël asparagus (rreth 12 ons), të prera dhe të prera në copa 3 inç
- 1½ filxhan portokalli dhe/ose karota të verdha të prera në formë julienne
- 4 thelpinj hudhre, te grira
- 1 lugë çaji lëvore portokalli të grirë imët
- ¼ filxhan lëng portokalli të freskët
- ¼ filxhan lëng mishi me kocka viçi (shih recetë) ose lëng mishi pa kripë
- ¼ filxhan uthull vere të bardhë
- ¼ deri në ½ lugë çaji piper i kuq i grimcuar
- 8 gota lakër napa të grira në mënyrë të trashë
- ½ filxhan bajame të grira të pakripura ose shqeme të pakripura të grira trashë, të thekura (shih këshillën, faqen 57)

1. Nëse dëshironi, ngrini pjesërisht mishin e viçit për prerje më të lehtë (rreth 20 minuta). Pritini viçin në feta shumë të holla. Në një tas të madh hidhni së bashku mishin e viçit dhe pluhurin me pesë erëza. Në një wok të madh ose një tigan shumë të madh ngrohni 1 lugë gjelle vaj kokosi mbi nxehtësinë mesatare-të lartë. Shtoni gjysmën e viçit; gatuajini dhe përziejini për 3 deri në 5 minuta ose derisa

të marrin ngjyrë kafe. Transferoni viçin në një tas. Përsëriteni me pjesën e mbetur të viçit dhe 1 lugë tjetër vaj. Transferoni viçin në tas me viçin tjetër të gatuar.

2. Në të njëjtin wok shtoni 1 lugë gjelle vaj të mbetur. Shtoni qepë; gatuajeni dhe përzieni për 3 minuta. Shtoni asparagus dhe karotat; gatuajini dhe përziejini për 2 deri në 3 minuta ose derisa perimet të jenë të freskëta. Shtoni hudhër; gatuajeni dhe përzieni edhe 1 minutë.

3. Për salcën, në një tas të vogël përzieni lëkurën e portokallit, lëngun e portokallit, lëngun e kockave të viçit, uthullën dhe piperin e kuq të grimcuar. Shtoni salcën dhe të gjithë mishin e viçit me lëngje në tas tek perimet në wok. Gatuani dhe përzieni për 1 deri në 2 minuta ose derisa të nxehet. Duke përdorur një lugë të prerë, transferoni perimet e viçit në një tas të madh. Mbulojeni për të mbajtur ngrohtë.

4. E gatuajmë salcën pa mbuluar në zjarr mesatar për 2 minuta. Shtoni lakër; gatuajini dhe përziejini për 1 deri në 2 minuta ose derisa lakra thjesht të thahet. Ndani lakrën dhe çdo lëng gatimi në katër pjata për servirje. Sipër në mënyrë të barabartë me përzierje viçi. Spërkateni me arra.

FILETO ME DËRRASA KEDRI ME GËRVISHTJE AZIATIKE DHE SLAW

THITH:Përgatitja 1 orë: 40 minuta skarë: 13 minuta qëndrim: 10 minuta përgatit: 4 racione.

LAKRA NAPA NGANJËHERË QUHET LAKËR KINEZE.KA GJETHE TË BUKURA, TË RRUMBULLAKOSURA NË NGJYRË KREMI, ME MAJAT E VERDHA-JESHILE TË NDEZURA. KA NJË SHIJE DHE CILËSI DELIKATE, TË BUTË - KREJT NDRYSHE NGA GJETHET DYLLI TË LAKRËS ME KOKË TË RRUMBULLAKËT - DHE JO PËR T'U HABITUR, ËSHTË E NATYRSHME NË PJATAT E STILIT AZIATIK.

- 1 dërrasë e madhe kedri
- ¼ ons kërpudha të thata shiitake
- ¼ filxhan vaj arre
- 2 lugë çaji xhenxhefil të freskët të grirë
- 2 lugë çaji piper i kuq i grimcuar
- 1 lugë çaji piper Szechwan të grimcuar
- ¼ lugë çaji pluhur me pesë erëza
- 4 thelpinj hudhre, te grira
- 4 biftekë me fileto viçi 4 deri në 5 ons, të prera ¾ deri në 1 inç të trashë
- Slaw aziatike (shih recetë, më poshtë)

1. Vendoseni dërrasën e skarës në ujë; ulni peshën dhe zhyteni për të paktën 1 orë.

2. Ndërkohë, për slather aziatike, në një tas të vogël derdhni ujë të vluar mbi kërpudhat e thata shiitake; lëreni të qëndrojë për 20 minuta për t'u rihidratuar. Kullojini kërpudhat dhe vendosini në një procesor ushqimi. Shtoni vajin e arrës, xhenxhefilin, specin e kuq të grimcuar, kokrrat e piperit Szechuan, pluhurin me pesë erëza dhe

hudhrën. Mbulojeni dhe përpunoni derisa kërpudhat të grihen dhe përbërësit të bashkohen; le menjane.

3. Kullojeni dërrasën e skarës. Për një skarë me qymyr, vendosni qymyr mesatarisht të nxehtë rreth perimetrit të skarës. Vendoseni dërrasën në raftin e skarës direkt mbi qymyr. Mbulojeni dhe piqeni në skarë për 3 deri në 5 minuta ose derisa dërrasa të fillojë të kërcasë dhe të pijë duhan. Vendosni biftekët në raftin e skarës direkt mbi qymyr; piqni në skarë për 3 deri në 4 minuta ose derisa të skuqen. Transferoni biftekët në dërrasë, anët e skuqura lart. Vendoseni dërrasën në qendër të skarës. Ndani Slather aziatike midis biftekëve. Mbulojeni dhe piqeni në skarë për 10 deri në 12 minuta ose derisa një termometër i leximit të menjëhershëm i futur horizontalisht në biftekë të lexojë 130°F. (Për një skarë me gaz, ngrohni paraprakisht skarën. Uleni nxehtësinë në mesatare. Vendoseni dërrasën e kulluar në raftin e skarës; mbulojeni dhe piqeni në skarë për 3 deri në 5 minuta ose derisa dërrasa të fillojë të kërcasë dhe të pijë duhan. Vendosni biftekët në raft për skarë për 3 deri në 4 minuta ose derisa Transferoni biftekët në dërrasë, anët e skuqura lart. Rregulloni skarën për gatim indirekt; vendosni dërrasë me biftekë mbi djegësin që është i fikur. Ndani slather midis biftekëve. Mbulojeni dhe piqeni në skarë për 10 deri në 12 minuta ose derisa një termometër i leximit të menjëhershëm i futur horizontalisht në biftekë të lexojë 130°F.)

4. Hiqni biftekët nga grila. Mbuloni lirshëm biftekët me fletë metalike; lëreni të qëndrojë për 10 minuta. Pritini biftekët

në feta ¼ inç të trasha. Shërbejeni biftek mbi sallat aziatike.

Slaw aziatike: Në një tas të madh kombinoni 1 lakër napa me kokë të mesme, të prerë në feta hollë; 1 filxhan lakër të kuqe të grirë imët; 2 karota, të qëruara dhe të prera në shirita julienne; 1 spec i kuq ose i verdhe i embel, i prere dhe i prere shume holle; 4 qepë, të prera hollë në feta; 1 deri në 2 djegës serrano, me fara dhe të grira (shih<u>bakshish</u>); 2 lugë gjelle cilantro të copëtuar; dhe 2 lugë mente të grirë. Për salcë, në një përpunues ushqimi ose blender kombinoni 3 lugë gjelle lëng limoni të freskët, 1 lugë gjelle xhenxhefil të freskët të grirë, 1 thelpi hudhër të grirë dhe ⅛ lugë çaji pluhur me pesë erëza. Mbulojeni dhe përpunoni derisa të jetë e qetë. Me procesorin të ndezur, shtoni gradualisht ½ filxhan vaj arre dhe përpunoni derisa të jetë e qetë. Shtoni 1 qepë qepë, të prerë hollë në feta, në salcë. Hidhni mbi sallate dhe hidheni në pallto.

BIFTEKË ME TRI MAJË TË SKUQURA ME LULELAKËR PEPERONATA

PERGATITJE: Gatim 25 minuta: 25 minuta përgatit: 2 racione

PEPERONATA ËSHTË TRADICIONALISHT NJË RAGU I PJEKUR NGADALË SPECA TË ËMBËL ME QEPË, HUDHËR DHE BARISHTE. KY VERSION I SKUQUR I SHPEJTË - I BËRË MË I PËRZEMËRT ME LULELAKËR - VEPRON SI SHIJE DHE SI PJATË ANËSORE.

- 2 biftekë me tre majë 4 deri në 6 ons, të prera ¾ deri në 1 inç të trashë
- ¾ lugë çaji piper i zi
- 2 lugë vaj ulliri ekstra të virgjër
- 2 speca të ëmbël të kuq dhe/ose të verdhë, të prerë me fara dhe në feta
- 1 qepe, e prerë hollë
- 1 lugë çaji Erëza mesdhetare (shih recetë)
- 2 gota lulelakra të vogla
- 2 luge uthull balsamike
- 2 lugë çaji trumzë të freskët të prerë

1. Thajeni biftekët me peshqir letre. Spërkatni biftekët me ¼ lugë çaji piper të zi. Në një tigan të madh ngrohni 1 lugë gjelle vaj në zjarr mesatar-të lartë. Shtoni biftekët në tigan; zvogëloni nxehtësinë në mesatare. Gatuani biftekët për 6 deri në 9 minuta për të rralla mesatare (145°F), duke i kthyer herë pas here. (Nëse mishi skuqet shumë shpejt, zvogëloni nxehtësinë.) Hiqni biftekët nga tigani; mbulojeni lirshëm me fletë metalike për të mbajtur ngrohtë.

2. Për peperonata, shtoni 1 lugë vaj të mbetur në tigan. Shtoni specat e ëmbël dhe qepën. Spërkateni me erëza mesdhetare. Gatuani në nxehtësi mesatare rreth 5 minuta

ose derisa specat të jenë zbutur, duke i përzier herë pas here. Shtoni lulelakrën, uthullën balsamike, trumzën dhe pjesën e mbetur të ½ lugë çaji piper të zi. Mbulojeni dhe gatuajeni për 10 deri në 15 minuta ose derisa lulelakra të jetë e butë, duke e përzier herë pas here. Kthejini biftekët në tigan. Lugë përzierje peperonata mbi steaks. Shërbejeni menjëherë.

BIFTEKË TË SHESHTË HEKURI AU POIVRE ME SALCË KËRPUDHASH-DIJON

PERGATITJE:15 minuta gatim: 20 minuta bën: 4 racione

KY BIFTEK I FRYMËZUAR NGA FRANCEZËT ME SALCË KËRPUDHASHMUND TË JETË NË TRYEZË NË PAK MË SHUMË SE 30 MINUTA - GJË QË E BËN ATË NJË ZGJEDHJE TË SHKËLQYER PËR NJË VAKT TË SHPEJTË TË JAVËS.

BIFTEKËT

3 lugë vaj ulliri ekstra të virgjër
1 kile shtiza të vogla asparagu, të prera
4 biftekë prej 6 ons prej hekuri (tehu i sipërm i shpatullave viçi pa kocka)*
2 lugë rozmarinë të freskët të prerë
1½ lugë çaji piper i zi i grirë

SALCË

8 ons kërpudha të freskëta të prera në feta
2 thelpinj hudhre, te grira
½ filxhan lëng mishi me kocka viçi (shih recetë)
¼ filxhan verë të bardhë të thatë
1 lugë gjelle Mustardë Dijon-Style (shih recetë)

1. Në një tigan të madh ngrohni 1 lugë gjelle vaj në zjarr mesatar-të lartë. Shtoni asparagus; gatuajeni për 8 deri në 10 minuta ose derisa të zbuten, duke i kthyer heshtat herë pas here që të mos digjen. Transferoni asparagun në një pjatë; mbulojeni me petë për të mbajtur ngrohtë.

2. Spërkatni biftekët me rozmarinë dhe piper; fërkojeni me gishta. Në të njëjtën tigan ngrohni 2 lugët e mbetura vaj në

nxehtësi mesatare-të lartë. Shtoni bifteke; zvogëloni nxehtësinë në mesatare. Gatuani për 8 deri në 12 minuta për të rralla mesatare (145°F), duke e kthyer mishin herë pas here. (Nëse mishi skuqet shumë shpejt, zvogëloni nxehtësinë.) Hiqeni mishin nga tigani, duke rezervuar pikimet. Mbulojini lirshëm biftekët me fletë metalike për t'u ngrohur.

3. Për salcën, shtoni kërpudha dhe hudhër tek pikat në tigan; gatuaj derisa të zbutet, duke e trazuar herë pas here. Shtoni lëngun e mishit, verën dhe mustardën e stilit Dijon. Gatuani mbi nxehtësi mesatare, duke gërvishtur copat e skuqura në fund të tiganit. Sillni në valë; gatuaj edhe 1 minutë.

4. Ndani shpargujt në katër pjata të darkës. Sipër me bifteke; salcë luge mbi biftekët.

*Shënim: Nëse nuk mund të gjeni bifteke prej 6 ons, blini dy bifteke 8 deri në 12 ons dhe prejini në gjysmë për të bërë katër bifteke.

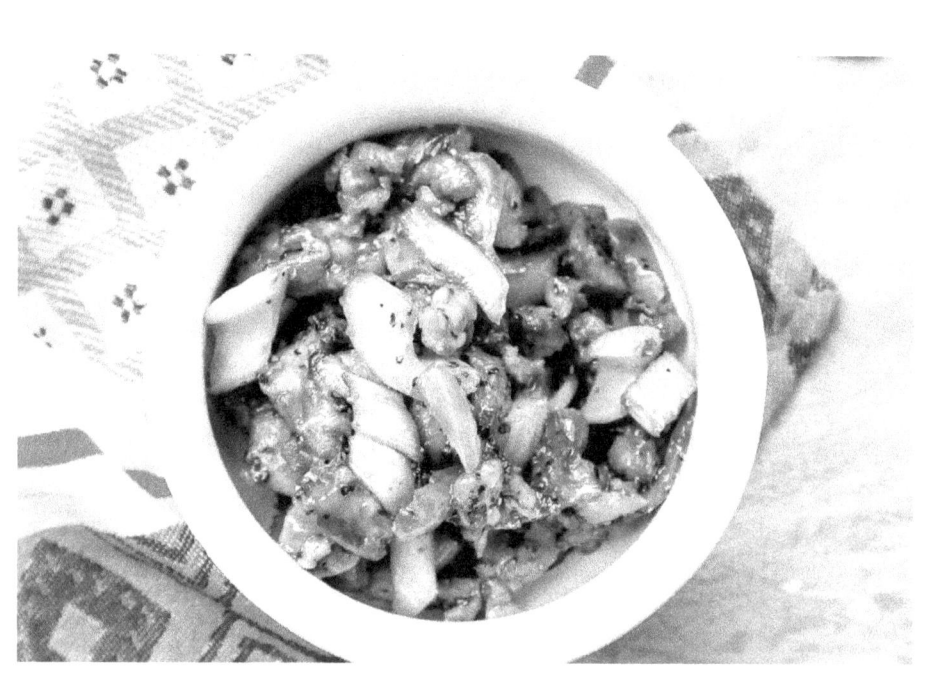

BIFTEKË TË PJEKUR NË SKARË ME QEPË TË KARAMELIZUARA ME ÇIPOTLE DHE SALLATË SALSA

PERGATITJE:30 minuta marinim: 2 orë pjekje: 20 minuta ftohtë: 20 minuta grill: 45 minuta përgatit: 4 racione

BIFTEKU I SHESHTË PREJ HEKURI ËSHTË RELATIVISHT I RIPRERJA E ZHVILLUAR VETËM PAK VITE MË PARË. I PRERË NGA PJESA E SHIJSHME E ÇAKUT PRANË TEHUT TË SHPATULLËS, ËSHTË ÇUDITËRISHT E BUTË DHE KA SHIJE SHUMË MË TË SHTRENJTË SE SA ËSHTË - GJË QË KA TË NGJARË TË JETË PËR SHKAK TË RRITJES SË SHPEJTË TË POPULLARITETIT TË SAJ.

BIFTEKËT

⅓ filxhan lëng limoni të freskët

¼ filxhan vaj ulliri ekstra të virgjër

¼ filxhan cilantro të grirë trashë

5 thelpinj hudhre, te grira

4 biftekë prej 6 ons prej hekuri (tehu i sipërm i shpatullave viçi pa kocka)

SALLATË SALSA

1 kastravec pa fara (anglisht) (i qëruar sipas dëshirës), i prerë në kubikë

1 filxhan domate rrushi të grira në katër pjesë

½ filxhan qepë të kuqe të prerë në kubikë

½ filxhan cilantro e grirë trashë

1 djegës poblano, i prerë me fara dhe i prerë në kubikë (shih<u>bakshish</u>)

1 jalapeño, me fara dhe të grirë (shih<u>bakshish</u>)

3 lugë gjelle lëng limoni të freskët

2 lugë vaj ulliri ekstra të virgjër

QEPË TË KARAMELIZUARA

2 lugë vaj ulliri ekstra të virgjër

2 qepë të mëdha të ëmbla (të tilla si Maui, Vidalia, Texas Sweet ose Walla Walla)
½ lugë çaji spec djegës çipotle të bluar

1. Për bifteket, vendosni bifteket në një qese plastike të rimbyllshme, të vendosur në një enë të cekët; le menjane. Në një tas të vogël kombinoni lëngun e limonit, vajin, cilantron dhe hudhrën; derdhni mbi biftekë në qese. Qese me vulë; kthehet në pallto. Marinojini në frigorifer për 2 orë.

2. Për sallatë, në një tas të madh kombinoni kastravec, domate, qepë, cilantro, poblano dhe jalapeño. Hidheni për t'u kombinuar. Për veshjen, në një tas të vogël përzieni së bashku lëngun e limonit dhe vajin e ullirit. Hidhni salcë mbi perime; hedh në pallto. Mbulojeni dhe vendoseni në frigorifer deri në kohën e servirjes.

3. Për qepët, ngrohni furrën në 400°F. Lyejeni brendësinë e një furre holandeze me pak vaj ulliri; le menjane. Pritini qepët në gjysmë për së gjati, hiqni lëkurat dhe më pas pritini në mënyrë tërthore ¼ inç të trashë. Në furrën holandeze kombinoni vajin e mbetur të ullirit, qepët dhe specin çipotle. Mbulojeni dhe piqni për 20 minuta. Zbulojeni dhe lëreni të ftohet për rreth 20 minuta.

4. Transferoni qepët e ftohura në një qese për pjekje me fletë metalike ose mbështillni qepët në një petë të trashë të dyfishtë. Shponi pjesën e sipërme të fletës në disa vende me një hell.

5. Për një skarë me qymyr, vendosni qymyr mesatar të nxehtë rreth perimetrit të skarës. Provoni për nxehtësi mesatare mbi qendrën e skarës. Vendoseni paketën në qendër të raftit të skarës. Mbulojeni dhe piqini në skarë rreth 45

minuta ose derisa qepët të jenë të buta dhe ngjyrë qelibar. (Për një skarë me gaz, ngrohni paraprakisht skarën. Uleni nxehtësinë në mesatare. Rregullojeni për gatim indirekt. Vendoseni paketën mbi djegësin që është fikur. Mbulojeni dhe piqeni në skarë sipas udhëzimeve.)

6. Hiqni biftekët nga marinada; hidhni marinadën. Për një skarë me qymyr ose gaz, vendosni biftekët në raftin e skarës direkt mbi nxehtësinë mesatare-të lartë. Mbulojeni dhe piqeni në skarë për 8 deri në 10 minuta ose derisa një termometër i leximit të menjëhershëm i futur horizontalisht në biftekë të lexojë 135°F, duke u kthyer një herë. Transferoni biftekët në një pjatë, mbulojeni lirshëm me fletë metalike dhe lërini të qëndrojnë për 10 minuta.

7. Për ta shërbyer, ndajeni sallatën salsa në katër pjata për servirje. Vendosni një biftek në çdo pjatë dhe sipër me një grumbull qepë të karamelizuar. Shërbejeni menjëherë.

Udhëzime për përgatitjen përpara: Sallata me salsa mund të përgatitet dhe të vendoset në frigorifer deri në 4 orë para se ta servirni.

RIBEYES I PJEKUR NË SKARË ME QEPË BARISHTORE DHE HUDHËR "GJALPË"

PERGATITJE:10 minuta gatim: 12 minuta ftohje: 30 minuta skarë: 11 minuta përgatit: 4 racione

NXEHTËSIA NGA BIFTEKËT QË NUK JANË NË SKARË SHKRIHETGRUMBUJT E QEPËVE, HUDHRAVE DHE BARISHTEVE TË KARAMELIZUARA TË PEZULLUARA NË NJË PËRZIERJE ME SHIJE TË PASUR VAJI KOKOSI DHE VAJI ULLIRI.

2 lugë vaj kokosi të parafinuar
1 qepë e vogël, e përgjysmuar dhe e prerë në copa shumë të holla (rreth ¾ filxhani)
1 thelpi hudhër, e prerë shumë hollë
2 lugë vaj ulliri ekstra të virgjër
1 lugë majdanoz i freskët i grirë
2 lugë çaji trumzë të freskët të prerë, rozmarinë dhe/ose rigon
4 biftekë viçi ribeye 8 deri në 10 ons, të prera 1 inç të trashë
½ lugë çaji piper i zi i sapo bluar

1. Në një tigan të mesëm shkrini vajin e kokosit në zjarr të ulët. Shtoni qepë; gatuajeni për 10 deri në 15 minuta ose derisa të skuqet lehtë, duke e përzier herë pas here. Shtoni hudhër; gatuajeni për 2 deri në 3 minuta më shumë ose derisa qepa të marrë ngjyrë kafe të artë, duke e trazuar herë pas here.

2. Transferoni përzierjen e qepëve në një tas të vogël. Përzieni vajin e ullirit, majdanozin dhe trumzën. Lëreni në frigorifer, pa mbuluar, për 30 minuta ose derisa përzierja të jetë mjaft e fortë për t'u grumbulluar kur grihet, duke e përzier herë pas here.

3. Ndërkohë biftekët i spërkasim me piper. Për një skarë me qymyr ose gaz, vendosni biftekët në raftin e skarës direkt mbi nxehtësinë mesatare. Mbulojeni dhe piqeni në skarë për 11 deri në 15 minuta për të rralla të mesme (145°F) ose 14 deri në 18 minuta për të mesme (160°F), duke e kthyer një herë në gjysmë të pjekjes.

4. Për ta shërbyer, vendoseni çdo biftek në një pjatë për servirje. Menjëherë hidhni përzierjen e qepëve në mënyrë të barabartë në biftekë.

SALLATË RIBEYE ME PANXHAR TË PJEKUR NË SKARË

PERGATITJE:20 minuta skarë: 55 minuta qëndrim: 5 minuta përgatit: 4 racione

SHIJA TOKËSORE E PANXHARIT ÇIFTËZOHET BUKURME ËMBËLSINË E PORTOKALLEVE - DHE PEKANËT E THEKUR I SHTOJNË PAK GRIMCA KËSAJ SALLATE TË PJATËS KRYESORE, E CILA ËSHTË PERFEKTE PËR T'U NGRËNË JASHTË NË NJË NATË TË NGROHTË VERE.

- 1 kile panxhar mesatar i artë dhe/ose i kuq, i pastruar, i prerë dhe i prerë në copa
- 1 qepë e vogël, e prerë në feta të holla
- 2 degë trumzë të freskët
- 1 lugë gjelle vaj ulliri ekstra i virgjër
- Piper i zi i plasaritur
- 2 biftekë viçi ribeye pa kocka 8 ons, të prera ¾ inç të trashë
- 2 thelpinj hudhër, të përgjysmuar
- 2 lugë erëza mesdhetare (shih recetë)
- 6 gota zarzavate të përziera
- 2 portokall, të qëruara, të prera dhe të prera trashë
- ½ filxhan pekan të copëtuar, të thekur (shih bakshish)
- ½ filxhan Vinaigrette me agrume të ndritshme (shih recetë)

1. Vendosni panxharët, qepën dhe degët e trumzës në një tigan me folie. Spërkateni me vaj dhe hidheni për t'u kombinuar; spërkateni lehtë me piper të zi të grirë. Për një skarë me qymyr ose gaz, vendoseni tiganin në qendër të raftit të skarës. Mbulojeni dhe piqni në skarë 55 deri në 60 minuta ose derisa të zbuten kur shpohen me thikë, duke e përzier herë pas here.

2. Ndërkohë fërkojmë të dyja anët e biftekëve me anët e prera të hudhrës; spërkatni me erëza mesdhetare.

3. Lëvizni panxharët nga qendra e skarës për t'u lënë vend biftekëve. Shtoni biftekët në skarë direkt mbi nxehtësinë mesatare. Mbulojeni dhe piqeni në skarë për 11 deri në 15 minuta për të rralla të mesme (145°F) ose 14 deri në 18 minuta për të mesme (160°F), duke e kthyer një herë në gjysmë të pjekjes. Hiqni tiganin me petë dhe biftekët nga grila. Lërini biftekët të qëndrojnë për 5 minuta. Hidhni degëzat e trumzës nga tigani me fletë metalike.

4. Pritini biftekun në feta diagonalisht në copa të madhësisë së kafshatës. Ndani zarzavatet në katër pjata për servirje. Sipër hidhni biftek të prerë në feta, panxhar, copa qepë, portokall të copëtuar dhe pekan. Spërkateni me vinaigrette të ndritshme agrumesh.

BRINJË TË SHKURTRA TË STILIT KOREAN ME LAKËR XHENXHEFIL TË ZIER

PERGATITJE:50 minuta gatim: 25 minuta pjekje: 10 orë ftohje: gjatë natës bën: 4 racione

SIGUROHUNI QË KAPAKU I FURRËS SUAJ HOLANDEZEPËRSHTATET SHUMË FORT NË MËNYRË QË GJATË KOHËS SË ZIERJES SHUMË TË GJATË, LËNGU I GATIMIT TË MOS AVULLOJË I GJITHI PËRMES NJË HAPËSIRE MIDIS KAPAKUT DHE TENXHERES.

- 1 ons kërpudha të thata shiitake
- 1½ filxhan qepë të prera në feta
- 1 dardhë aziatike, e qëruar, e prerë dhe e prerë
- 1 copë 3 inç xhenxhefil të freskët, të qëruar dhe të copëtuar
- 1 spec djegës serrano, i grirë imët (me fara nëse dëshironi) (shih<u>bakshish</u>)
- 5 thelpinj hudhra
- 1 lugë gjelle vaj kokosi të rafinuar
- 5 paund brinjë të shkurtra viçi me kocka
- Piper i zi i sapo bluar
- 4 gota lëng mishi me kocka viçi (shih<u>recetë</u>) ose lëng mishi pa kripë
- 2 gota kërpudha të freskëta shiitake të prera në feta
- 1 lugë gjelle lëvozhgë portokalli të grirë imët
- ⅓ filxhan lëng të freskët
- Lakra e skuqur me xhenxhefil (shih<u>recetë</u>, më poshtë)
- Lëkurë portokalli e grirë imët (opsionale)

1. Ngrohni furrën në 325°F. Vendosni kërpudhat e thata shiitake në një tas të vogël; shtoni ujë të vluar aq sa të mbulohet. Lëreni të qëndrojë rreth 30 minuta ose derisa të hidratohet dhe të jetë e butë. Kullojeni, duke rezervuar lëngun e njomjes. Pritini imët kërpudhat. Vendosni

kërpudhat në një tas të vogël; mbulojeni dhe vendoseni në frigorifer derisa të nevojitet në Hapin 4. Lërini mënjanë kërpudhat dhe lëngun.

2. Për salcë, në një përpunues ushqimi kombinoni qepët, dardhën aziatike, xhenxhefilin, serrano, hudhrën dhe lëngun e rezervuar për njomjen e kërpudhave. Mbulojeni dhe përpunoni derisa të jetë e qetë. Lëreni salcën mënjanë.

3. Në një furrë holandeze 6 litra ngrohni vajin e kokosit në nxehtësi mesatare-të lartë. Spërkatini brinjët e shkurtra me piper të zi të sapo bluar. Gatuani brinjët, në tufa, në vaj kokosi të nxehtë rreth 10 minuta ose derisa të skuqen mirë nga të gjitha anët, duke i kthyer në gjysmë të rrugës së gatimit. Kthejini të gjitha brinjët në tenxhere; shtoni salcën dhe lëngun e kockave të viçit. Mbuloni furrën holandeze me një kapak të ngushtë. Piqni rreth 10 orë ose derisa mishi të jetë shumë i butë dhe të bjerë nga kockat.

4. Hiqni me kujdes brinjët nga salca. Vendosni brinjët dhe salcën në enë të veçanta. Mbulojeni dhe vendoseni në frigorifer gjatë natës. Kur të ftohet, hiqni yndyrën nga sipërfaqja e salcës dhe hidheni. Vendoseni salcën të vlojë mbi nxehtësinë e lartë; shtoni kërpudha të hidratuara nga Hapi 1 dhe kërpudhat e freskëta. Ziejeni butësisht për 10 minuta për të reduktuar salcën dhe për të intensifikuar shijet. Kthejini brinjët në salcë; ziej derisa të nxehet. Përzieni 1 lugë gjelle lëvozhgë portokalli dhe lëngun e portokallit. Shërbejeni me lakër me xhenxhefil të skuqur. Nëse dëshironi, spërkateni me lëkurë portokalli shtesë.

Lakra e skuqur me xhenxhefil: Në një tigan të madh ngrohni 1 lugë gjelle vaj kokosi të rafinuar në nxehtësi mesatare-të lartë. Shtoni 2 lugë gjelle xhenxhefil të freskët të grirë; 2 thelpinj hudhra, të grira; dhe piper i kuq i grimcuar sipas shijes. Gatuani dhe përzieni derisa të marrë aromë, rreth 30 sekonda. Shtoni 6 gota napa të grirë, savoja ose lakër jeshile dhe 1 dardhë aziatike, të qëruar, me bërthama dhe të prera hollë. Gatuani dhe përzieni për 3 minuta ose derisa lakra të zbutet pak dhe dardha të zbutet. Përzieni ½ filxhan lëng molle pa sheqer. Mbulojeni dhe gatuajeni për rreth 2 minuta derisa lakra të zbutet. Përzieni ½ filxhan qepë të prera në feta dhe 1 lugë fara susami.

BRINJË TË SHKURTRA VIÇI ME GREMOLATA AGRUME-KOPËR

PERGATITJE: 40 minuta skarë: 8 minuta gatim i ngadaltë: 9 orë (i ulët) ose 4½ orë (i lartë) bën: 4 racione

GREMOLATA ËSHTË NJË PËRZIERJE E SHIJSHMEMAJDANOZ, HUDHËR DHE LËVOZHGË LIMONI QË SPËRKATET MBI OSSO BUCCO - PJATA KLASIKE ITALIANE E VIÇIT TË ZIER - PËR TË NDRIÇUAR SHIJEN E SAJ TË PASUR DHE TË PAKËNDSHME. ME SHTIMIN E LËVOZHGËS SË PORTOKALLIT DHE GJETHEVE TË FRESKËTA TË KOPRËS ME PENDË, AJO BËN TË NJËJTËN GJË PËR KËTO BRINJË TË SHKURTRA TË BUTA VIÇI.

BRINJË
- 2½ deri në 3 paund brinjë të shkurtra viçi me kocka
- 3 lugë erëza limoni-barishte (shih recetë)
- 1 llambë e mesme kopër
- 1 qepë e madhe, e prerë në feta të mëdha
- 2 gota lëng mishi me kocka viçi (shih recetë) ose lëng mishi pa kripë
- 2 thelpinj hudhër, të përgjysmuar

KUNGULL I PJEKUR NE TEPSI
- 3 lugë vaj ulliri ekstra të virgjër
- 1 kile kungull me gjalpë, të qëruar, me fara dhe të prera në copa ½ inç (rreth 2 gota)
- 4 lugë çaji trumzë të freskët të prerë
- Vaj ulliri ekstra i virgjer

GREMOLATA
- ¼ filxhan majdanoz të freskët të grirë
- 2 lugë hudhër të grirë
- 1½ lugë çaji lëvore limoni të grirë imët
- 1½ lugë çaji lëvozhgë portokalli të grirë imët

1. Spërkatini brinjët e shkurtra me erëza limoni-barishte; fërkojeni lehtë mishin me gishta; le menjane. Hiqni gjethet nga kopër; të lënë mënjanë për Gremolata Citrus-Fennel. Pritini dhe çerek llambën e koprës.

2. Për një skarë me qymyr, vendosni qymyr mesatarisht të nxehtë në njërën anë të skarës. Provoni për nxehtësi mesatare mbi anën e skarës pa qymyr. Vendosni brinjë të shkurtra në raftin e skarës në anën pa qymyr; vendosni katërtat e koprës dhe copat e qepëve në raft direkt mbi qymyr. Mbulojeni dhe piqini në skarë për 8 deri në 10 minuta ose derisa perimet dhe brinjët të kenë marrë ngjyrë kafe, duke i kthyer një herë në gjysmë të pjekjes. (Për një skarë me gaz, ngrohni paraprakisht skarën, zvogëloni nxehtësinë në mesatare. Rregullojeni për gatim indirekt. Vendosni brinjë në raftin e skarës mbi djegësin që është i fikur; vendosni kopër dhe qepë në raftin mbi djegësin që është ndezur. Mbulojeni dhe grijini sipas udhëzimeve.) Kur të jetë ftohur mjaftueshëm për t'u trajtuar, grijini imët kopër dhe qepën.

3. Në një tenxhere të ngadaltë 5 deri në 6 litra kombinoni kopër dhe qepë të copëtuar, lëngun e kockave të viçit dhe hudhrën. Shtoni brinjë. Mbulojeni dhe gatuajeni në temperaturë të ulët për 9 deri në 10 orë ose 4½ deri në 5 orë në temperaturë të lartë. Duke përdorur një lugë me vrima, transferoni brinjët në një pjatë; mbulojeni me petë për të mbajtur ngrohtë.

4. Ndërkohë, për kungujt, në një tigan të madh ngrohni 3 lugët vaj në zjarr mesatar në të lartë. Shtoni kungujt dhe 3 lugë çaji trumzë, duke i trazuar për të mbuluar kungujt.

Rregulloni kungullin në një shtresë të vetme në tigan dhe gatuajeni pa i përzier për rreth 3 minuta ose derisa të marrin ngjyrë kafe në anët e poshtme. Ktheni copat e kungujve; gatuajeni rreth 3 minuta më shumë ose derisa anët e dyta të marrin ngjyrë kafe. Ulni nxehtësinë në minimum; mbulojeni dhe gatuajeni për 10 deri në 15 minuta ose derisa të zbuten. Spërkateni me 1 lugë çaji të mbetur trumzë të freskët; spërkatni me vaj ulliri ekstra të virgjër.

5. Për gremolatën, grini imët aq gjethe kopër të rezervuara për të bërë ¼ filxhan. Në një tas të vogël përzieni së bashku petat e grira të koprës, majdanozin, hudhrën, lëkurën e limonit dhe lëkurën e portokallit.

6. Spërkatni gremolata mbi brinjë. Shërbejeni me kunguj.

PATATE VIÇI TË STILIT SUEDEZ ME SALLATË ME KASTRAVEC MUSTARDË-KOPËR

PERGATITJE:Gatim 30 minuta: 15 minuta bën: 4 racione

BEEF À LA LINDSTROM ËSHTË NJË HAMBURGER SUEDEZQË TRADICIONALISHT MBULOHET ME QEPË, KAPERI DHE PANXHAR TURSHI TË SHËRBYER ME LËNG MISHI DHE PA SIMITE. KY VERSION I MBUSHUR ME AROMË ERËZA ZËVENDËSON PANXHARIN E PJEKUR ME PANXHARIN TURSHI DHE KAPERIN E MBUSHUR ME KRIPË DHE MBULOHET ME NJË VEZË TË SKUQUR.

SALLATË ME KASTRAVEC

- 2 lugë çaji lëng portokalli të freskët
- 2 lugë çaji uthull vere të bardhë
- 1 lugë çaji Mustardë Dijon-Style (shihrecetë)
- 1 lugë gjelle vaj ulliri ekstra i virgjër
- 1 kastravec i madh pa fara (anglisht), i qëruar dhe i prerë në feta
- 2 lugë qepë të prera në feta
- 1 lugë gjelle kopër të freskët të copëtuar

PATATES VIÇI

- 1 kile mish viçi të bluar
- ¼ filxhan qepë të grirë hollë
- 1 lugë gjelle Mustardë Dijon-Style (shihrecetë)
- ¾ lugë çaji piper i zi
- ½ lugë çaji spec i grirë
- ½ e një panxhari të vogël, të pjekur, të qëruar dhe të prerë hollë*
- 2 lugë vaj ulliri ekstra të virgjër
- ½ filxhan lëng mishi me kocka viçi (shihrecetë) ose lëng mishi pa kripë
- 4 vezë të mëdha
- 1 lugë gjelle qiqra të grira hollë

1. Për sallatën me kastravec, në një tas të madh përzieni lëngun e portokallit, uthullën dhe mustardën e stilit Dijon. Ngadalë shtoni vaj ulliri në një rrjedhë të hollë, duke e trazuar derisa salca të trashet pak. Shtoni kastravec, qepë dhe kopër; hidhni derisa të bashkohen. Mbulojeni dhe vendoseni në frigorifer deri në kohën e servirjes.

2. Për petat e viçit, në një tas të madh kombinoni mishin e grirë, qepën, mustardën e stilit Dijon, piperin dhe specin. Shtoni panxharin e pjekur dhe përziejeni butësisht derisa të përfshihet në mënyrë të barabartë në mish. Formoni përzierjen në katër peta ½ inç të trasha.

3. Në një tigan të madh ngrohni 1 lugë gjelle vaj ulliri në nxehtësi mesatare-të lartë. Skuqini petat për rreth 8 minuta ose derisa të skuqen në pjesën e jashtme dhe të gatuhen (160°), duke i kthyer një herë. Transferoni petat në një pjatë dhe mbulojini lirshëm me fletë metalike për t'u ngrohur. Shtoni lëngun e kockave të viçit, duke e trazuar për të grirë copa të skuqura nga fundi i tiganit. Gatuani rreth 4 minuta ose derisa të zvogëlohet përgjysmë. Spërkatini petat me lëngje të reduktuara në tigan dhe mbulojini lirshëm.

4. Shpëlajeni dhe fshijeni tiganin me një peshqir letre. Ngrohni 1 lugë gjelle vaj ulliri të mbetur në zjarr mesatar. Skuqini vezët në vaj të nxehtë për 3 deri në 4 minuta ose derisa të bardhat të jenë gatuar, por të verdhat të mbeten të buta dhe të lëngshme.

5. Vendosni një vezë në çdo petë viçi. Spërkateni me qiqra dhe shërbejeni me sallatë me kastravec.

Këshillë: Për të pjekur panxharin, fërkojeni mirë dhe vendoseni në një copë letër alumini. Spërkateni me pak vaj ulliri. Mbështilleni me fletë metalike dhe mbylleni fort. Piqini në furrë me temperaturë 375°F për rreth 30 minuta ose derisa një pirun të shpojë me lehtësi panxharin. Lëreni të ftohet; rrëshqitni lëkurën. (Panxhari mund të piqet deri në 3 ditë përpara. Mbështilleni fort panxharin e pjekur të qëruar dhe ruajeni në frigorifer.)

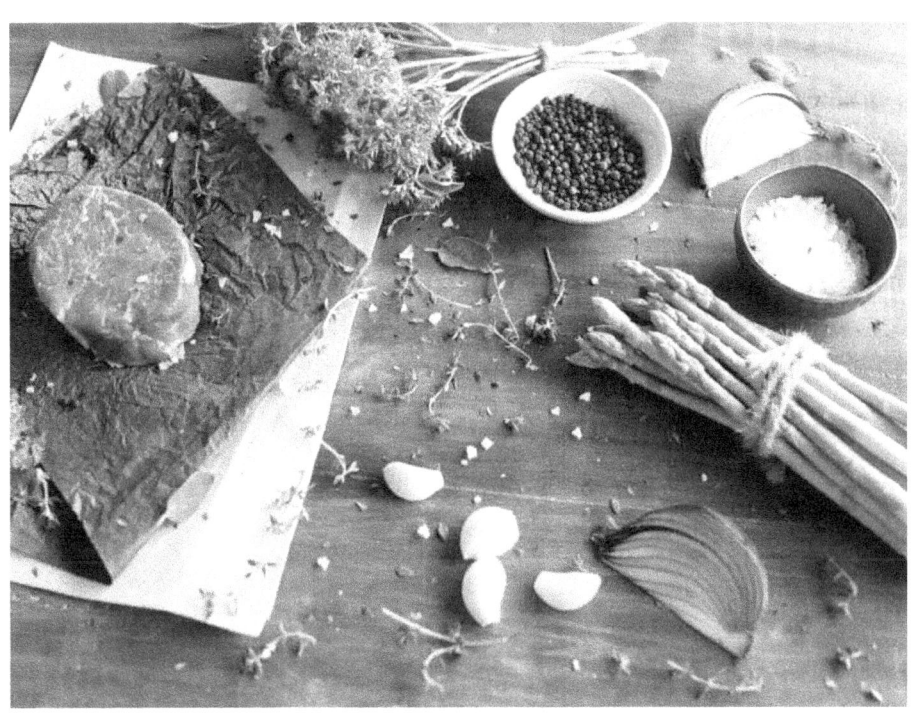

BURGERA TË MBYTUR NË RUKOLË ME PERIME ME RRËNJË TË PJEKURA

PERGATITJE:40 minuta gatim: 35 minuta pjekje: 20 minuta përgatit: 4 racione

KA SHUMË ELEMENTËKËTYRE HAMBURGERËVE TË PËRZEMËRT - DHE ATYRE U DUHET PAK KOHË PËR T'U BASHKUAR - POR KOMBINIMI I JASHTËZAKONSHËM I SHIJEVE IA VLEN PËRPJEKJA: NJË HAMBURGER MISHI ËSHTË I MBUSHUR ME QEPË TË KARAMELIZUAR DHE SALCË TIGANI ME KËRPUDHA DHE SHËRBEHET ME PERIME TË ËMBLA TË PJEKURA DHE SPECA RUKOLA.

5 lugë vaj ulliri ekstra të virgjër

2 gota butona të freskëta të prera në feta, cremini dhe/ose kërpudha shiitake

3 qepe te verdha, te prera holle*

2 lugë çaji fara qimnon

3 karota, të qëruara dhe të prera në copa 1 inç

2 majdanoz, të qëruar dhe të prerë në copa 1 inç

1 kungull lisi, të përgjysmuar, me fara dhe të prera në copa

Piper i zi i sapo bluar

2 paund mish viçi të bluar

½ filxhan qepë të grirë hollë

1 lugë gjelle përzierje erëzash të gjithanshme pa kripë

2 gota lëng mishi me kocka viçi (shih<u>recetë</u>) ose lëng mishi pa kripë

¼ filxhan lëng molle pa sheqer

1 deri në 2 lugë sheri të thatë ose uthull vere të bardhë

1 lugë gjelle Mustardë Dijon-Style (shih<u>recetë</u>)

1 lugë gjelle gjethe trumze të freskëta të prera

1 lugë gjelle gjethe të freskëta të majdanozit të prera

8 gota gjethe rukole

1. Ngrohni furrën në 425°F. Për salcën, në një tigan të madh ngrohni 1 lugë gjelle vaj ulliri në nxehtësi mesatare-të

lartë. Shtoni kërpudha; gatuajini dhe përziejini për rreth 8 minuta ose derisa të skuqen mirë dhe të zbuten. Me anë të një luge të prerë, transferojini kërpudhat në një pjatë. Kthejeni tiganin në djegës; zvogëloni nxehtësinë në mesatare. Shtoni 1 lugë gjelle vaj ulliri të mbetur, qepët e prera në feta dhe farat e qimnonit. Mbulojeni dhe gatuajeni për 20 deri në 25 minuta ose derisa qepët të jenë shumë të buta dhe të skuqen shumë, duke i përzier herë pas here. (Rregulloni nxehtësinë sipas nevojës për të parandaluar djegien e qepëve.)

2. Ndërkohë, për perimet me rrënjë të pjekura, në një tepsi të madhe vendosni karotat, majdanozin dhe kungullin. Spërkateni me 2 lugë vaj ulliri dhe spërkateni me piper sipas shijes; hidhni për të veshur perimet. Pjekim për 20 deri në 25 minuta ose derisa të zbuten dhe të fillojnë të marrin ngjyrë kafe, duke e kthyer një herë në gjysmë të pjekjes. Mbajini perimet të ngrohta derisa të jenë gati për t'u shërbyer.

3. Për hamburgerët, në një tas të madh kombinoni mishin e grirë, qepën e grirë imët dhe përzierjen e erëzave. Ndani përzierjen e mishit në katër pjesë të barabarta dhe formoni peta, rreth ¾ inç të trasha. Në një tigan shumë të madh ngrohni 1 lugë gjelle vaj ulliri të mbetur në nxehtësi mesatare-të lartë. Shtoni burgers në tigan; gatuaj rreth 8 minuta ose derisa të skuqet nga të dyja anët, duke e kthyer një herë. Transferoni burgerët në një pjatë.

4. Shtoni qepët e karamelizuara, kërpudhat e rezervuara, lëngun e kockave të viçit, lëngun e mollës, sherry dhe mustardën e stilit Dijon në tigan, duke i trazuar për t'u

kombinuar. Kthejini burgerët në tigan. Lëreni të ziejë. Gatuani derisa të mbarojnë burgerët (160°F), rreth 7 deri në 8 minuta. Hidhni trumzë të freskët, majdanoz dhe piper për shije.

5. Për ta servirur, rregulloni 2 gota rukola në secilën nga katër pjatat e servirjes. Ndani perimet e pjekura në sallata, më pas hidhini sipër hamburgerët. Hidhni me lugë bujare përzierjen e qepëve mbi burgerët.

*Këshillë: Prerësja e mandolinës është një ndihmë e madhe për prerjen e hollë të qepëve.

BEEFBURGER TË PJEKUR NË SKARË ME DOMATE TË GRIRA ME SUSAM

PERGATITJE:Qëndrim 30 minuta: 20 minuta grilë: 10 minuta përgatit: 4 racione

FETA DOMATE TË MPREHTA, NGJYRË KAFE TË ARTË ME KORE TË SUSAMITQËNDRONI PËR SIMITE TRADICIONALE TË FARAVE TË SUSAMIT NË KËTO BURGERË TË TYMOSUR. I SHËRBEJMË ME THIKË DHE PIRUN.

- 4 feta domate të kuqe ose jeshile ½ inç të trasha*
- 1¼ paund mish viçi pa dhjamë
- 1 lugë gjelle Erëza e tymosur (shih_recetë_)
- 1 vezë e madhe
- ¾ filxhan vakt bajame
- ¼ filxhan fara susami
- ¼ lugë çaji piper i zi
- 1 qepë e kuqe e vogël, e prerë përgjysmë dhe e prerë në feta
- 1 lugë gjelle vaj ulliri ekstra i virgjër
- ¼ filxhan vaj kokosi të rafinuar
- 1 kokë e vogël marule Bibb
- Paleo Ketchup (shih_recetë_)
- Mustardë e stilit Dijon (shih_recetë_)

1. Vendosni feta domate në një shtresë të dyfishtë peshqirë letre. Mbi domatet me një shtresë tjetër të dyfishtë peshqirë letre. Shtypni lehtë peshqirët e letrës në mënyrë që ato të ngjiten tek domatet. Lëreni të qëndrojë në temperaturën e dhomës për 20 deri në 30 minuta në mënyrë që të përthithet pak nga lëngu i domates.

2. Ndërkohë, në një tas të madh bashkojmë mishin e grirë dhe erëzat e tymosura. Formoni katër peta ½ inç të trasha.

3. Në një tas të cekët rrihni lehtë vezën me një pirun. Në një enë tjetër të cekët kombinoni miellin e bajames, farat e susamit dhe piperin. Zhytni çdo fetë domateje në vezë, duke e kthyer në shtresë. Lëreni vezën e tepërt të pikojë. Zhyt çdo fetë domate në përzierjen e miellit të bajameve, duke e kthyer në shtresë. Vendosni domatet e veshura në një pjatë të sheshtë; le menjane. Hidhni fetat e qepës me vaj ulliri; vendosni fetat e qepës në një shportë grill.

4. Për një skarë me qymyr ose gaz, vendosni qepët në shportë dhe petët e viçit në skarë mbi nxehtësinë mesatare. Mbulojeni dhe piqini në skarë për 10 deri në 12 minuta ose qepët marrin ngjyrë kafe të artë dhe të karbonizuar lehtë dhe petët janë bërë (160°), duke i trazuar herë pas here qepët dhe duke i kthyer petat një herë.

5. Ndërkohë, në një tigan të madh ngrohni vajin në zjarr mesatar. Shtoni feta domate; gatuajeni për 8 deri në 10 minuta ose deri në kafe të artë, duke e kthyer një herë. (Nëse domatet skuqen shumë shpejt, zvogëloni nxehtësinë në mesatare-të ulët. Nëse është e nevojshme, shtoni vaj shtesë.) Kullojini në një pjatë të veshur me peshqir letre.

6. Për ta shërbyer, ndajeni marulen në katër pjata për servirje. Hidhni sipër petat, qepët, ketchup paleo, mustardë të stilit Dijon dhe domate me kore susam.

*Shënim: Ndoshta do t'ju duhen 2 domate të mëdha. Nëse përdorni domate të kuqe, zgjidhni domate që janë thjesht të pjekura, por ende pak të forta.

BURGERS NË NJË SHKOP ME SALCË ZHYTJEJE BABA GHANOUSH

THITH:Përgatitja 15 minuta: 20 minuta skarë: 35 minuta përgatit: 4 racione

BABA GHANOUSH ËSHTË NJË PËRHAPJE E LINDJES SË MESMEBËRË NGA PATËLLXHANË TË PJEKUR NË SKARË TË PURE ME VAJ ULLIRI, LIMON, HUDHËR DHE TAHINI, NJË PASTË E BËRË NGA FARAT E BLUARA TË SUSAMIT. NJË SPËRKATJE E FARAVE TË SUSAMIT ËSHTË E MIRË, POR KUR ATO BËHEN VAJ OSE PASTË, ATO BËHEN NJË BURIM I PËRQENDRUAR I ACIDIT LINOLEIK, I CILI MUND TË KONTRIBUOJË NË INFLAMACION. GJALPI I ARRAVE TË PISHËS I PËRDORUR KËTU BËN NJË ZËVENDËSUES TË MIRË.

- 4 domate të thata
- 1½ paund mish viçi pa dhjamë
- 3 deri në 4 lugë qepë të grirë hollë
- 1 lugë gjelle rigon i freskët i prerë imët dhe/ose nenexhik i freskët i prerë imët ose ½ lugë çaji rigon i tharë, i grimcuar
- ¼ lugë çaji piper kajen
- Salca e zhytjes Baba Ghanoush (shih recetë, më poshtë)

1. Zhytni tetë hell druri 10 inç në ujë për 30 minuta. Ndërkohë, në një enë të vogël hidhni ujë të vluar mbi domatet; lëreni të qëndrojë për 5 minuta që të hidratohet. Kulloni domatet dhe thajini me peshqir letre.

2. Në një tas të madh kombinoni domatet e copëtuara, mishin e grirë, qepën, rigonin dhe piperin e kuq. Ndani përzierjen e mishit në tetë pjesë; rrotulloni secilën pjesë në një top. Hiqni skewers nga uji; pat tharë. Kaloni një top në një hell dhe formësoni një ovale të gjatë rreth hellit, duke filluar

pak poshtë majës së theksuar dhe duke lënë hapësirë të mjaftueshme në skajin tjetër për të mbajtur shkopin. Përsëriteni me hell dhe topa të mbetur.

3. Për një skarë me qymyr ose gaz, vendosni skelet e viçit në një raft për skarë direkt mbi nxehtësinë mesatare. Mbulojeni dhe piqini në skarë rreth 6 minuta ose derisa të mbaroni (160°F), duke e kthyer një herë në gjysmë të pjekjes. Shërbejeni me salcë zhytjeje Baba Ghanoush.

Salca e zhytjes Baba Ghanoush: Thitni 2 patëllxhanë mesatarë në disa vende me një pirun. Për një skarë me qymyr ose gaz, vendosni patëllxhanët në një skarë direkt mbi nxehtësinë mesatare. Mbulojeni dhe piqeni në skarë për 10 minuta ose derisa të karbonizohet nga të gjitha anët, duke e kthyer disa herë gjatë pjekjes. Hiqni patëllxhanët dhe mbështillni me kujdes në fletë metalike. Vendosini përsëri patëllxhanët e mbështjellë në raftin e skarës, por jo drejtpërdrejt mbi thëngjij. Mbulojeni dhe piqeni në skarë për 25 deri në 35 minuta më shumë ose derisa të shembet dhe të zbutet shumë. I ftohtë. Përgjysmoni patëllxhanët dhe hiqni mishin; vendoseni mishin në një përpunues ushqimi. Shtoni ¼ filxhan gjalpë pishe (shih_recetë_); ¼ filxhan lëng limoni të freskët; 2 thelpinj hudhra, të grira; 1 lugë gjelle vaj ulliri ekstra i virgjër; 2 deri në 3 lugë majdanoz të freskët të grirë; dhe ½ lugë çaji qimnon i bluar. Mbulojeni dhe përpunoni derisa pothuajse të jetë e qetë. Nëse salca është shumë e trashë për t'u zhytur, përzieni me ujë të mjaftueshëm për të bërë konsistencën e dëshiruar.

SPECA TË ËMBLA TË MBUSHURA ME TYM

PERGATITJE:20 minuta gatim: 8 minuta pjekje: 30 minuta përgatit: 4 racione

BËJENI KËTË FAMILJE TË PREFERUARME NJË PËRZIERJE SPECASH TË ËMBLA ME NGJYRA PËR NJË PJATË QË BIE NË SY. DOMATET E PJEKURA NË ZJARR JANË NJË SHEMBULL I SHKËLQYER SE SI T'I SHTONI SHIJE TË MREKULLUESHME USHQIMIT NË MËNYRË TË SHËNDETSHME. AKTI I THJESHTË I DJEGIES SË LEHTË TË DOMATEVE PËRPARA SE TË KONSERVOHEN (PA KRIPË) UA SHTON SHIJEN.

- 4 speca të mëdhenj të gjelbër, të kuq, të verdhë dhe/ose portokalli të ëmbël
- 1 kile mish viçi të bluar
- 1 lugë gjelle Erëza e tymosur (shih recetë)
- 1 lugë gjelle vaj ulliri ekstra i virgjër
- 1 qepë e vogël e verdhë, e grirë
- 3 thelpinj hudhre, te grira
- 1 lulelakër me kokë të vogël, me bërthamë dhe të copëtuar në lule
- 1 kanaçe 15 ons domate të pjekura në zjarr të prera në kubikë pa kripë, të kulluara
- ¼ filxhan majdanoz i freskët i grirë hollë
- ½ lugë çaji piper i zi
- ⅛ lugë çaji piper i kuq
- ½ filxhan Mbushje me thërrime arre (shih recetë, më poshtë)

1. Ngrohni furrën në 375°F. Pritini specat e ëmbël në gjysmë vertikalisht. Hiqni kërcellet, farat dhe membranat; hidhni. Lërini mënjanë gjysmat e piperit.

2. Vendoseni mishin e grirë në një tas mesatar; spërkateni me erëza të tymosura. Përdorni duart tuaja për të përzier butësisht erëzat në mish.

3. Në një tigan të madh ngrohni vajin e ullirit në zjarr mesatar. Shtoni mishin, qepën dhe hudhrën; gatuajeni derisa mishi të skuqet dhe qepa të jetë e butë, duke e trazuar me një lugë druri për të copëtuar mishin. Hiqeni tiganin nga zjarri.

4. Në një përpunues ushqimi përpunoni lulelakrat deri sa të copëtohen shumë imët. (Nëse nuk keni një përpunues ushqimi, grijeni lulelakrën në një rende në kuti.) Matni 3 filxhanë nga lulelakra. Shtoni në përzierjen e mishit të grirë në tigan. (Nëse ka mbetur ndonjë lulelakër, ruajeni për një përdorim tjetër.) Përzieni domatet e kulluara, majdanozin, piperin e zi dhe piperin e kuq.

5. Mbushni gjysmat e specit me përzierjen e mishit të grirë, duke e paketuar lehtë dhe duke e grumbulluar pak. Rregulloni gjysmat e specit të mbushur në një enë pjekjeje. Piqni për 30 deri në 35 minuta ose derisa specat të jenë të freskët.* Sipër i hidhni sipër me thërrime arre. Nëse dëshironi, kthejeni në furrë për 5 minuta që të jetë e freskët përpara se ta shërbeni.

Mbushja me thërrime arre: Në një tigan mesatar ngrohni 1 lugë gjelle vaj ulliri ekstra të virgjër mbi nxehtësinë mesatare të ulët. Përzieni 1 lugë çaji trumzë të thatë, 1 lugë çaji paprika të tymosur dhe ¼ lugë çaji pluhur hudhër. Shtoni 1 filxhan arra të grira shumë imët. Gatuani dhe përzieni për rreth 5 minuta ose derisa arrat të marrin ngjyrë kafe të artë dhe të skuqen lehtë. Përzieni një ose dy piper kajen. Lëreni të ftohet plotësisht. Mbetjet e majave ruhen në një enë të mbyllur fort në frigorifer derisa të jenë gati për përdorim. Bën 1 filxhan.

*Shënim: Nëse përdorni speca jeshilë, piqni edhe për 10 minuta të tjera.

BURGERS BIZON ME QEPË KABERNE DHE RUKOLA

PERGATITJE:30 minuta gatim: 18 minuta skarë: 10 minuta përgatit: 4 racione

BIZON KA NJË PËRMBAJTJE SHUMË TË ULËT YNDYREDHE DO TË GATUAJË 30% DERI NË 50% MË SHPEJT SE VIÇI. MISHI RUAN NGJYRËN E TIJ TË KUQE PAS ZIERJES, KËSHTU QË NGJYRA NUK ËSHTË TREGUES I GATISHMËRISË. PËR SHKAK SE BIZONI ËSHTË SHUMË I DOBËT, MOS E GATUANI PËRTEJ NJË TEMPERATURE TË BRENDSHME PREJ 155°F.

- 2 lugë vaj ulliri ekstra të virgjër
- 2 qepë të mëdha të ëmbla, të prera hollë
- ¾ filxhan Cabernet Sauvignon ose verë tjetër të kuqe të thatë
- 1 lugë çaji Erëza mesdhetare (shih recetë)
- ¼ filxhan vaj ulliri ekstra të virgjër
- ¼ filxhan uthull balsamike
- 1 lugë qepe e grirë imët
- 1 lugë gjelle borzilok i freskët i prerë
- 1 thelpi i vogël hudhër, i grirë
- 1 kile bizon i bluar
- ¼ filxhan Pesto borziloku (shih recetë)
- 5 gota rukola
- Fëstëkë të papërpunuar pa kripë, të thekur (shih bakshish)

1. Në një tigan të madh ngrohni 2 lugë vaj në zjarr mesatar-të ulët. Shtoni qepët. Gatuani të mbuluara për 10 deri në 15 minuta ose derisa qepët të zbuten, duke i trazuar herë pas here. Zbulo; gatuajini dhe përziejini mbi nxehtësi mesatare-të lartë për 3 deri në 5 minuta ose derisa qepët të marrin ngjyrë të artë. Shtoni verë; gatuaj rreth 5 minuta

ose derisa pjesa më e madhe e verës të avullojë. Spërkateni me erëza mesdhetare; mbaje ngrohtë.

2. Ndërkohë, për vinegrette, në një kavanoz me vidë bashkoni ¼ filxhani vaj ulliri, uthull, qepe, borziloku dhe hudhra. Mbulojeni dhe tundeni mirë.

3. Në një tas të madh përzieni lehtë bizonin e bluar dhe Pesto borziloku. Formoni lehtë përzierjen e mishit në katër peta ¾ inç të trasha.

4. Për një skarë me qymyr ose gaz, vendosni petat në një raft për skarë të lyer me pak yndyrë direkt mbi nxehtësinë mesatare. Mbulojeni dhe piqni në skarë rreth 10 minuta deri në gatishmërinë e dëshiruar (145°F për mesataren e rrallë ose 155°F për mesataren), duke e kthyer një herë në gjysmë të rrugës në skarë.

5. Vendosni rukolën në një tas të madh. Hidhni vinegrette mbi rukolë; hedh në pallto. Për t'i shërbyer, ndajini qepët në katër pjata për servirje; sipër secilit me një burger bizon. Përmbi hamburgerët me rukola dhe spërkatini me fëstëkë.

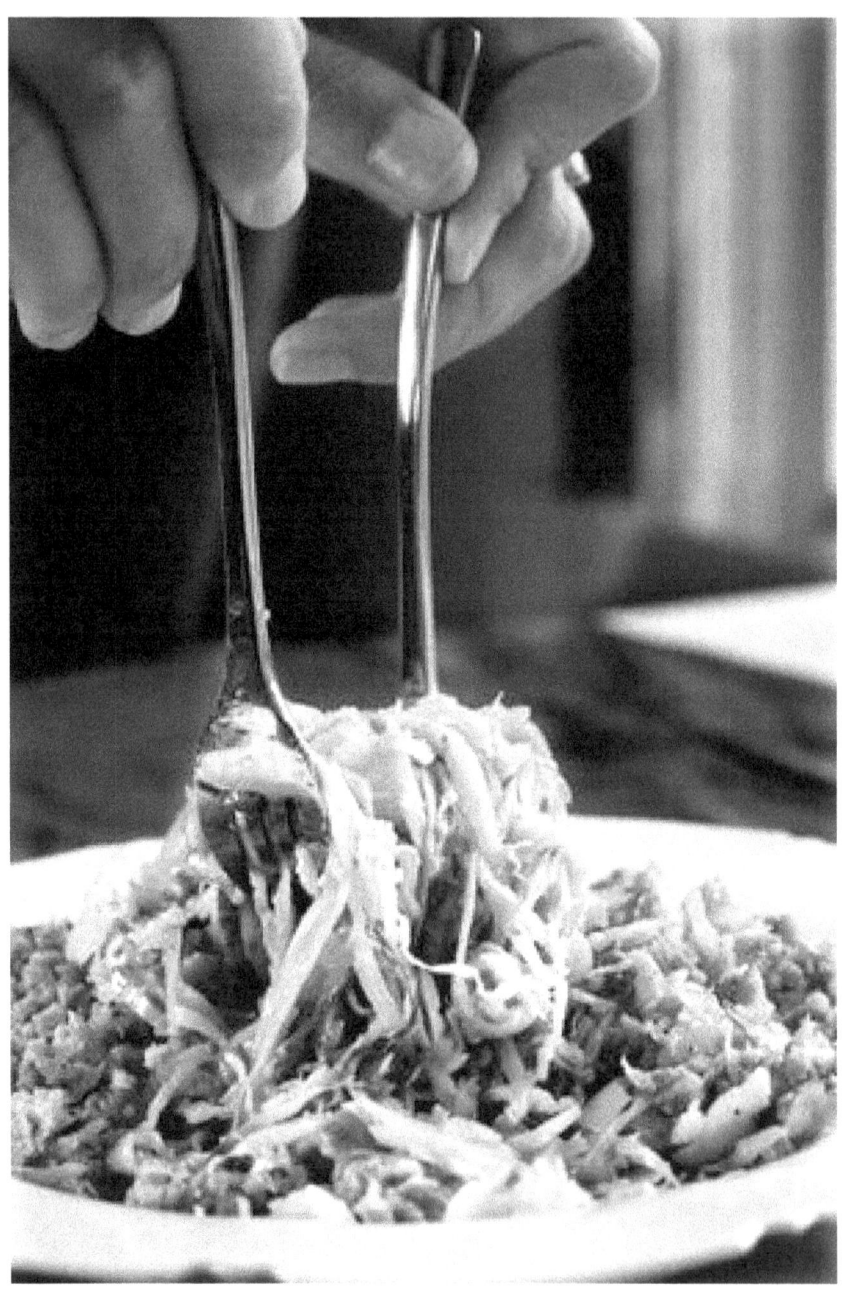

BUKË E MISHIT TË BIZONIT DHE QENGJIT MBI CHARD DHE PATATE TË ËMBLA

PERGATITJE:1 orë gatim: 20 minuta pjekje: 1 orë qëndrim: 10 minuta përgatit: 4 racione

KY ËSHTË USHQIM REHATI I MODËS SË VJETËR ME NJË KTHESË MODERNE. NJË SALCË TIGANI ME VERË TË KUQE I JEP BUKËS SË MISHIT NJË SHIJE, DHE DRITHI ME HUDHËR DHE PATATET E ËMBLA TË PJEKURA ME KREM SHQEME DHE VAJ KOKOSI OFROJNË NJË PËRMBAJTJE TË JASHTËZAKONSHME USHQYESE.

- 2 luge vaj ulliri
- 1 filxhan kërpudha cremini të grira hollë
- ½ filxhan qepë të kuqe të grirë hollë (1 mesatare)
- ½ filxhan selino të grirë hollë (1 kërcell)
- ⅓ filxhan karotë të grirë hollë (1 e vogël)
- ½ e një molle të vogël, të prerë, të qëruar dhe të grirë
- 2 thelpinj hudhre, te grira
- ½ lugë çaji Erëza mesdhetare (shih recetë)
- 1 vezë e madhe, e rrahur lehtë
- 1 lugë gjelle sherebelë e freskët e prerë
- 1 lugë gjelle trumzë e freskët e prerë
- 8 ons bizon bluar
- 8 ons mish qengji ose viçi i bluar
- ¾ filxhan verë të kuqe të thatë
- 1 qepe e mesme, e grirë hollë
- ¾ filxhan lëng mishi me kocka viçi (shih recetë) ose lëng mishi pa kripë
- Pure patatesh të ëmbla (shih recetë, më poshtë)
- Charlicky Swiss Chard (shih recetë, më poshtë)

1. Ngrohni furrën në 350°F. Në një tigan të madh ngrohni vajin mbi nxehtësinë mesatare. Shtoni kërpudha, qepë, selino dhe karotë; gatuajini dhe përziejini për rreth 5 minuta ose derisa perimet të jenë zbutur. Ulni nxehtësinë në minimum; shtoni mollën dhe hudhrën e grirë. Gatuani, të mbuluara, rreth 5 minuta ose derisa perimet të jenë shumë të buta. Hiqeni nga nxehtësia; përzieni me erëza mesdhetare.

2. Duke përdorur një lugë të prerë, transferojeni përzierjen e kërpudhave në një tas të madh, duke i rezervuar pikimet në tigan. Përzieni vezën, sherebelën dhe trumzën. Shtoni bizon të bluar dhe qengjin e bluar; përzieni lehtë. Hidhni përzierjen e mishit në një enë pjekjeje drejtkëndëshe prej 2 litrash; formësoni në një drejtkëndësh 7×4 inç. Piqni rreth 1 orë ose derisa një termometër i leximit të menjëhershëm të regjistrojë 155°F. Lëreni të qëndrojë për 10 minuta. Hiqeni me kujdes petën e mishit në një pjatë servirjeje. Mbulojeni dhe mbajeni të ngrohtë.

3. Për salcën e tiganit, grijini pikat dhe copat e skuqura me kore nga ena e pjekjes në pika të rezervuara në tigan. Shtoni verën dhe qepën. Lëreni të vlojë mbi nxehtësinë mesatare; gatuaj derisa të zvogëlohet përgjysmë. Shtoni lëngun e kockave të viçit; gatuajeni dhe përzieni derisa të zvogëlohet përgjysmë. Hiqeni tiganin nga zjarri.

4. Për t'i shërbyer, ndani Pure Patate të ëmbla në katër pjata për servirje; sipër me disa nga Charlicky Swiss Chard. Copë mishi në feta; vendosni feta mbi Charlicky Swiss Chard dhe spërkatni me salcën e tiganit.

Pure patatesh të ëmbla: Qëroni dhe copëtoni trashë 4 patate të ëmbla mesatare. Në një tenxhere të madhe gatuajini patatet në ujë të vluar aq sa të mbulohen për 15 minuta ose derisa të zbuten; kulloj. Pure me një pure patate. Shtoni ½ filxhan krem shqeme (shih<u>recetë</u>) dhe 2 lugë gjelle vaj kokosi të parafinuar; pure deri sa të qetë. Mbani ngrohtë.

Charlicky Swiss Chard: Hiqni kërcellet nga 2 tufa Chard Swiss dhe hidhni. Pritini trashë gjethet. Në një tigan të madh ngrohni 2 lugë vaj ulliri në zjarr mesatar. Shtoni chard Swiss dhe 2 thelpinj hudhra, të grira; gatuajeni deri sa të thahet drithi, duke e hedhur herë pas here me darë.

QOFTE BIZON ME SALCË MOLLË-RRUSH PA FARA ME PAPPARDELLE KUNGULL I NJOMË

PERGATITJE: 25 minuta pjekje: 15 minuta gatuaj: 18 minuta bën: 4 racione

QOFTET DO TË JENË SHUMË TË LAGURANDËRSA I FORMONI ATO. QË PËRZIERJA E MISHIT TË MOS NGJITET NË DUART TUAJA, MBANI NË DORË NJË TAS ME UJË TË FRESKËT DHE LAGNI DUART HERË PAS HERE NDËRSA PUNONI. NDRYSHONI UJIN DISA HERË GJATË PËRGATITJES SË QOFTEVE.

QOFTE

- Vaj ulliri
- ½ filxhan qepë të kuqe të grirë trashë
- 2 thelpinj hudhre, te grira
- 1 vezë e rrahur lehtë
- ½ filxhan kërpudha dhe kërcell të grirë imët
- 2 lugë gjelle majdanoz të freskët italian (me gjethe të sheshta).
- 2 lugë çaji vaj ulliri
- 1 kile bizon i bluar (i bluar i trashë nëse është i disponueshëm)

SALCË MOLLË-RRUSH PA FARA

- 2 luge vaj ulliri
- 2 mollë të mëdha Granny Smith, të qëruara, të prera dhe të grira hollë
- 2 qepe, të grira
- 2 lugë gjelle lëng limoni të freskët
- ½ filxhan lëng mishi pule (shih recetë) ose lëng pule pa kripë
- 2 deri në 3 lugë rrush pa fara të thata

KUNGULL I NJOMË PAPARDELLE

- 6 kunguj të njomë
- 2 luge vaj ulliri

¼ filxhan qepë të grirë hollë

½ lugë çaji piper i kuq i grimcuar

2 thelpinj hudhre, te grira

1. Për qofte, ngrohni furrën në 375°F. Lyejeni lehtë një fletë pjekjeje të rrethuar me vaj ulliri; le menjane. Në një përpunues ushqimi ose blender bashkoni qepën dhe hudhrën. Pulsoni derisa të jetë e qetë. Transferoni përzierjen e qepëve në një tas mesatar. Shtoni vezën, kërpudhat, majdanozin dhe 2 lugë çaji vaj; përziejmë që të bashkohen. Shtoni bizon të bluar; përzieni lehtë por mirë. Ndani përzierjen e mishit në 16 pjesë; formësoni në qofte. Në tepsi të përgatitur vendosim qofte, të ndarë në mënyrë të barabartë. Piqni për 15 minuta; le menjane.

2. Për salcën, në një tigan ngrohni 2 lugë vaj në zjarr mesatar. Shtoni mollët dhe qepujt; gatuajini dhe përziejini për 6 deri në 8 minuta ose derisa të zbuten shumë. Përzieni lëngun e limonit. Transferoni përzierjen në një përpunues ushqimi ose blender. Mbulojeni dhe përpunoni ose përzieni derisa të jetë e qetë; kthehuni në tigan. Përzieni lëngun e kockave të pulës dhe rrush pa fara. Sillni në valë; zvogëloni nxehtësinë. Ziej, pa mbuluar, për 8 deri në 10 minuta, duke e përzier shpesh. Shtoni qofte; gatuajeni dhe përzieni në zjarr të ulët derisa të nxehet.

3. Ndërkohë, për papardellën, shkurtoni majat e kungujve të njomë. Duke përdorur një mandolinë ose qërues perimesh shumë të mprehtë, rruajini kungull i njomë në shirita të hollë. (Për të mbajtur shiritat të paprekura, ndaloni rruajtjen pasi të keni arritur farat në qendër të kungujve.) Në një tigan shumë të madh ngrohni 2 lugë vaj mbi nxehtësinë mesatare. Përzieni qepët, specin e kuq të

grimcuar dhe hudhrën; gatuajeni dhe përzieni për 30 sekonda. Shtoni shirita kungull i njomë. Gatuani dhe përzieni butësisht për rreth 3 minuta ose vetëm derisa të thahet.

4. Për ta servirur, ndajeni pappardelën në katër pjata për servirje; sipër me qofte dhe salcë mollë-rrush pa fara.

BIZON-PORCINI BOLOGNESE ME KUNGUJ SPAGETI ME HUDHËR TË PJEKUR

PERGATITJE:30 minuta gatim: 1 orë 30 minuta pjekje: 35 minuta përgatit: 6 racione

NËSE MENDONIT SE DO TË KISHIT NGRËNËGJELLËN TUAJ TË FUNDIT ME SPAGETI ME SALCË MISHI KUR KENI ADOPTUAR THE PALEO DIET®, MENDONI PËRSËRI. KJO BOLOGNESE E PASUR, E AROMATIZUAR ME HUDHËR, VERË TË KUQE DHE KËRPUDHA PORCINI PREJ DHEU, MBULOHET ME FIJE TË ËMBLA KUNGUJSH SPAGETI. NUK DO T'JU MUNGOJË ASNJË GRIMË MAKARONAT.

- 1 ons kërpudha të thata porcini
- 1 gotë ujë të vluar
- 3 lugë vaj ulliri ekstra të virgjër
- 1 kile bizon i bluar
- 1 filxhan karota të grira hollë (2)
- ½ filxhan qepë të copëtuar (1 mesatare)
- ½ filxhan selino të grirë hollë (1 kërcell)
- 4 thelpinj hudhre, te grira
- 3 lugë pastë domate pa kripë
- ½ filxhan verë të kuqe
- 2 kanaçe 15 ons domate të grimcuara pa kripë të shtuar
- 1 lugë çaji rigon i tharë, i grimcuar
- 1 lugë çaji trumzë e thatë, e grimcuar
- ½ lugë çaji piper i zi
- 1 kungull spageti mesatar (2½ deri në 3 paund)
- 1 llambë hudhër

1. Në një tas të vogël bashkojmë kërpudhat porcini dhe ujin e vluar; lëreni të qëndrojë për 15 minuta. Kullojeni përmes

një sitë të veshur me napë 100% pambuk, duke rezervuar lëngun e njomur. Pritini kërpudhat; anën e vendosur.

2. Në një furrë holandeze 4 deri në 5 litra ngrohni 1 lugë gjelle vaj ulliri mbi nxehtësinë mesatare. Shtoni bizon të bluar, karota, qepë, selino dhe hudhër. Gatuani derisa mishi të skuqet dhe perimet të jenë të buta, duke i trazuar me një lugë druri për të copëtuar mishin. Shtoni pastën e domates; gatuajeni dhe përzieni për 1 minutë. Shtoni verë të kuqe; gatuajeni dhe përzieni për 1 minutë. Përzieni kërpudhat porcini, domatet, rigonin, trumzën dhe piperin. Shtoni lëngun e rezervuar të kërpudhave, duke pasur kujdes që të shmangni shtimin e ndonjë rëre ose gri që mund të jetë i pranishëm në fund të tasit. Lëreni të vlojë, duke e përzier herë pas here; zvogëloni nxehtësinë në minimum. Ziejeni, të mbuluar, për 1½ deri në 2 orë ose deri në konsistencën e dëshiruar.

3. Ndërkohë, ngrohni furrën në 375°F. Përgjysmoni kungullin për së gjati; fshij farat. Vendosni gjysmat e kungujve, anët e prera poshtë, në një enë të madhe pjekjeje. Duke përdorur një pirun, shponi lëkurën në të gjithë. Prisni ½ inçin e sipërm të kokës së hudhrës. Hidhni hudhrën, fundin e prerë, në enën e pjekjes me kunguj. Spërkateni me 1 lugë gjelle vaj ulliri të mbetur. Piqni për 35 deri në 45 minuta ose derisa kungulli dhe hudhra të jenë të buta.

4. Duke përdorur një lugë dhe pirun, hiqni dhe copëtoni mishin e kungujve nga çdo gjysmë kungulli; transferojeni në një tas dhe mbulojeni për të mbajtur ngrohtë. Kur hudhra të jetë ftohur mjaftueshëm për t'u trajtuar, shtrydhni llambën nga fundi për të nxjerrë karafilat.

Përdorni një pirun për të grirë thelpinjtë e hudhrës. Përzieni hudhrën e grirë në kunguj, duke e shpërndarë hudhrën në mënyrë të barabartë. Për ta shërbyer, hidhni salcë me lugë mbi përzierjen e kungujve.

BIZON CHILI CON CARNE

PERGATITJE:25 minuta gatim: 1 orë 10 minuta bën: 4 racione

ÇOKOLLATË PA SHEQER, KAFE DHE KANELLËSHTONI INTERES PËR KËTË TË PREFERUAR TË PËRZEMËRT. NËSE DËSHIRONI EDHE MË SHUMË SHIJE TYMI, ZËVENDËSONI 1 LUGË GJELLE PAPRIKA TË TYMOSUR TË ËMBËL ME PAPRIKËN E ZAKONSHME.

- 3 lugë vaj ulliri ekstra të virgjër
- 1 kile bizon i bluar
- ½ filxhan qepë të copëtuar (1 mesatare)
- 2 thelpinj hudhre, te grira
- 2 kanaçe 14,5 ons të prera në kubikë pa kripë, të pakulluara
- 1 kanaçe 6 ons pastë domate pa kripë
- 1 filxhan lëng mishi me kocka viçi (shih recetë) ose lëng mishi pa kripë
- ½ filxhan kafe të fortë
- 2 ons bar pjekje kakao 99%, të copëtuar
- 1 lugë gjelle paprika
- 1 lugë çaji qimnon i bluar
- 1 lugë çaji rigon të tharë
- 1½ lugë çaji Erëza e tymosur (shih recetë)
- ½ lugë çaji kanellë të bluar
- ⅓ filxhan pepita
- 1 lugë çaji vaj ulliri
- ½ filxhan krem shqeme (shih recetë)
- 1 lugë çaji lëng limoni të freskët
- ½ filxhan gjethe të freskëta cilantro
- 4 pyka gëlqereje

1. Në një furrë holandeze ngrohni 3 lugë vaj ulliri në zjarr mesatar. Shtoni bizon të bluar, qepë dhe hudhër; gatuajeni rreth 5 minuta ose derisa mishi të skuqet, duke e trazuar me një lugë druri për të copëtuar mishin. Përzieni

domatet e pakulluara, pastën e domates, lëngun e kockave të viçit, kafenë, çokollatën për pjekje, paprikën, qimnonin, rigonin, 1 lugë çaji me erëza të tymosura dhe kanellën. Sillni në valë; zvogëloni nxehtësinë. Ziej, të mbuluar, për 1 orë, duke e përzier herë pas here.

2. Ndërkohë në një tigan të vogël theksojmë pepitat në 1 lugë çaji vaj ulliri në zjarr mesatar derisa të fillojnë të zbehen dhe të marrin ngjyrë të artë. Vendosni pepitat në një tas të vogël; shtoni pjesën e mbetur të ½ lugë çaji Erëza Smoky; hedh në pallto.

3. Në një tas të vogël kombinoni kremin me shqeme dhe lëngun e limonit.

4. Për t'i shërbyer, hidhni djegësin në tasa. Shërbimet kryesore me krem shqeme, pepita dhe cilantro. Shërbejeni me copa gëlqereje.

BIFTEKË BIZONI ME ERËZA MAROKENE ME LIMON TË PJEKUR NË SKARË

PERGATITJE:10 minuta skarë: 10 minuta bën: 4 racione

SHËRBEJINI KËTO BIFTEKË QË RREGULLOHEN SHPEJTME KAROTË TË FRESKËT DHE TË FRESKËT ME ERËZA (SHIH<u>RECETË</u>). NËSE DËSHIRONI NJË ËMBËLSIRË, ANANAS TË PJEKUR NË SKARË ME KREM KOKOSI (SHIH<u>RECETË</u>) DO TË ISHTE NJË MËNYRË E SHKËLQYER PËR TË PËRFUNDUAR VAKTIN.

- 2 lugë kanellë të bluar
- 2 lugë paprika
- 1 lugë hudhër pluhur
- ¼ lugë çaji piper kajen
- 4 biftekë fileto bizon 6 ons, të prera ¾ deri në 1 inç të trashë
- 2 limonë të përgjysmuar horizontalisht

1. Në një tas të vogël përziejmë kanellën, paprikën, hudhrën pluhur dhe piperin e kuq. Thajeni biftekët me peshqir letre. Fërkoni të dyja anët e biftekëve me përzierjen e erëzave.

2. Për një skarë me qymyr ose gaz, vendosni biftekët në raftin e skarës direkt mbi nxehtësinë mesatare. Mbulojeni dhe piqeni në skarë për 10 deri në 12 minuta për të rralla të mesme (145°F) ose 12 deri në 15 minuta për të mesme (155°F), duke e kthyer një herë në gjysmë të pjekjes. Ndërkohë vendosim gjysmat e limonit, anët e prera

poshtë, në raftin e skarës. Piqeni në skarë për 2 deri në 3 minuta ose derisa të karbonizohet pak dhe të bëhet lëng.

3. Shërbejeni me gjysma limoni të pjekur në skarë për t'i shtrydhur mbi biftekë.

HERBES DE PROVENCE-RUBBED BISON SIRLOIN ROAST

PERGATITJE:15 minuta gatim: 15 minuta pjekje: 1 orë 15 minuta qëndrim: 15 minuta përgatit: 4 racione

HERBES DE PROVENCE ËSHTË NJË PËRZIERJETË BIMËVE TË THATA QË RRITEN ME BOLLËK NË JUG TË FRANCËS. PËRZIERJA ZAKONISHT PËRMBAN NJË KOMBINIM TË BORZILOKUT, FARAVE TË KOPRËS, LIVANDËS, BORZILOKUT, ROZMARINËS, SHEREBELËS, SHIJES VERORE DHE TRUMZËS. E SHIJON BUKUR KËTË ROSTO AMERIKANE.

- 1 rosto me fileto bizon prej 3 kilogramësh
- 3 lugë gjelle herbes de Provence
- 4 lugë vaj ulliri ekstra të virgjër
- 3 thelpinj hudhre, te grira
- 4 majdanoz të vegjël, të qëruar dhe të grirë
- 2 dardha të pjekura, të prera dhe të grira
- ½ filxhan nektar dardhe pa sheqer
- 1 deri në 2 lugë çaji trumzë të freskët

1. Ngrohni furrën në 375°F. Prisni yndyrën nga pjekja. Në një tas të vogël kombinoni Herbes de Provence, 2 lugë gjelle vaj ulliri dhe hudhrën; fërkojeni mbi të gjithë pjekjen.

2. Vendoseni pjekjen në një tavë të cekët për pjekje. Fusni një termometër që funksionon në furrë në qendër të pjekjes.* Pjekim pa mbuluar për 15 minuta. Uleni temperaturën e furrës në 300°F. Pjekim për 60 deri në 65 minuta më shumë ose derisa termometri i mishit të regjistrojë 140°F

(mesatarisht i rrallë). Mbulojeni me petë dhe lëreni të qëndrojë për 15 minuta.

3. Ndërkohë, në një tigan të madh ngrohni në zjarr mesatar 2 lugët e mbetura vaj ulliri. Shtoni majdanoz dhe dardha; gatuajeni për 10 minuta ose derisa majdanozët të jenë të freskët dhe të butë, duke i përzier herë pas here. Shtoni nektarin e dardhës; gatuajeni për rreth 5 minuta ose derisa salca të trashet pak. Spërkateni me trumzë.

4. Pritini në feta të holla rosto nëpër kokërr. Shërbejeni mishin me majdanoz dhe dardha.

*Këshillë: Bizon është shumë i dobët dhe gatuhet më shpejt se viçi. Për më tepër, ngjyra e mishit është më e kuqe se viçi, kështu që nuk mund të mbështeteni në një shenjë vizuale për të përcaktuar gatishmërinë. Do t'ju duhet një termometër mishi për t'ju njoftuar kur mishi është gati. Një termometër në furrë është ideal, por jo një domosdoshmëri.

BRINJË TË SHKURTRA BIZON TË ZIERA ME KAFE ME GREMOLATA MANDARINE DHE PURE ME RRËNJË SELINO

PERGATITJE: 15 minuta gatim: 2 orë 45 minuta bën: 6 racione

BRINJËT E SHKURTRA TË BIZONIT JANË TË MËDHA DHE ME MISH. ATA KËRKOJNË NJË KUZHINIER TË GJATË NË LËNG PËR T'U ZBUTUR. GREMOLATA E BËRË ME LËVOZHGË MANDARINE NDRIÇON SHIJEN E KËSAJ PJATE TË PËRZEMËRT.

MARINADË

- 2 gota ujë
- 3 filxhanë kafe të fortë, të ftohtë
- 2 gota lëng mandarine të freskët
- 2 lugë rozmarinë të freskët të prerë
- 1 lugë çaji piper i zi i bluar imët
- 4 paund brinjë të shkurtra bizon, të prera midis brinjëve për t'u ndarë

BRAISE

- 2 luge vaj ulliri
- 1 lugë çaji piper i zi
- 2 gota qepë të grira
- ½ filxhan qepe të copëtuara
- 6 thelpinj hudhër, të prera
- 1 chile jalapeño, e faruar dhe e prerë (shih bakshish)
- 1 filxhan kafe të fortë
- 1 filxhan lëng mishi me kocka viçi (shih recetë) ose lëng mishi pa kripë
- ¼ filxhan Paleo Ketchup (shih recetë)
- 2 lugë Mustardë Dijon-Style (shih recetë)
- 3 lugë uthull musht

Pure me rrënjë selino (shih recetë, më poshtë)
Tangerine Gremolata (shih recetë, djathtas)

1. Për marinadën, në një enë të madhe jo reaktive (qelqi ose çelik inox) kombinoni ujin, kafenë e ftohtë, lëngun e mandarinës, rozmarinën dhe piperin e zi. Shtoni brinjë. Vendosni një pjatë sipër brinjëve nëse është e nevojshme për t'i mbajtur ato të zhytura. Mbulojeni dhe ftohuni për 4 deri në 6 orë, duke e riorganizuar dhe duke e përzier një herë.

2. Për zierjen, ngrohni furrën në 325°F. Kullojini brinjët, duke hedhur marinadën. Thajeni brinjët me peshqir letre. Në një furrë të madhe holandeze ngrohni vajin e ullirit mbi nxehtësinë mesatare-të lartë. I rregullojmë brinjët me piper të zi. I kafni brinjët në tufa derisa të skuqen nga të gjitha anët, rreth 5 minuta për tufë. Transferoni në një pjatë të madhe.

3. Shtoni qepët, qepujt, hudhrat dhe jalapeño në tenxhere. Ulni nxehtësinë në mesatare, mbulojeni dhe gatuajeni derisa perimet të jenë të buta, duke i përzier herë pas here, rreth 10 minuta. Shtoni kafe dhe lëng mishi; përzieni, duke gërvishtur copa të skuqura. Shtoni Paleo Ketchup, Mustardë Dijon-Style dhe uthull. Lëreni të vlojë. Shtoni brinjë. Mbulojeni dhe transferojeni në furrë. Gatuani derisa mishi të zbutet, rreth 2 orë 15 minuta, duke e trazuar butësisht dhe duke i riorganizuar brinjët një ose dy herë.

4. Transferoni brinjët në një pjatë; tendë me fletë metalike për të mbajtur ngrohtë. Lugë yndyrë nga sipërfaqja e salcës. Ziejeni salcën derisa të reduktohet në 2 gota, rreth 5

minuta. Ndani purenë e rrënjëve të selino në 6 pjata; sipër me brinjë dhe salcë. Spërkateni me Gremolata mandarine.

Pure me rrënjë selino: Në një tenxhere të madhe kombinoni 3 kilogramë rrënjë selino, të qëruar dhe të prerë në copa 1 inç dhe 4 filxhanë lëng mishi me kocka pule (shih<u>recetë</u>) ose lëng pule pa kripë. Sillni në valë; zvogëloni nxehtësinë. Kullojeni rrënjën e selinos, duke rezervuar lëngun. Kthejeni rrënjën e selinos në tenxhere. Shtoni 1 lugë gjelle vaj ulliri dhe 2 lugë çaji trumzë të freskët të prerë. Duke përdorur një matës patate, grijeni rrënjën e selinosë, duke shtuar lëngun e rezervuar, disa lugë gjelle në të njëjtën kohë, sipas nevojës për të arritur konsistencën e dëshiruar.

Gremolata mandarine: Në një tas të vogël kombinoni ½ filxhan majdanoz të freskët të prerë, 2 lugë gjelle lëvozhgë mandarine të grira imët dhe 2 thelpinj hudhër të grirë.

LËNGË ESHTRAVE TË VIÇIT

PERGATITJE: 25 minuta pjekje: 1 orë gatim: 8 orë bën: 8 deri në 10 gota

BISHTAT KOCKOR TË KAUT BËJNË NJË LËNG MISHI ME SHIJE JASHTËZAKONISHT TË PASURQË MUND TË PËRDORET NË ÇDO RECETË QË KËRKON LËNG MISHI TË VIÇIT - OSE THJESHT TË SHIJOHET SI NJË PIJE NË NJË FILXHAN NË ÇDO KOHË TË DITËS. NDONËSE DIKUR VININ NGA NJË KA, TANI BISHTAT E KAUT VIJNË NGA NJË KAFSHË VIÇI.

- 5 karota, të prera përafërsisht
- 5 kërcell selino, të prera përafërsisht
- 2 qepë të verdha, të paqëruara, të përgjysmuara
- 8 ons kërpudha të bardha
- 1 hudhër, e paqëruar, e përgjysmuar
- 2 paund kocka bisht kau ose kocka viçi
- 2 domate
- 12 gota ujë të ftohtë
- 3 gjethe dafine

1. Ngrohni furrën në 400°F. Në një tepsi të madhe me buzë ose në një tepsi të cekët pjekje rregulloni karotat, selinon, qepët, kërpudhat dhe hudhrat; vendosni kockat sipër perimeve. Në një procesor ushqimi pulsoni domatet derisa të jenë të lëmuara. Përhapeni domatet mbi kocka për t'u veshur (është në rregull nëse pak nga pureja pikon mbi tiganin dhe perimet). Pjekim për 1 deri në 1 orë e gjysmë ose derisa kockat të marrin ngjyrë kafe të thellë dhe perimet të karamelizohen. Transferoni kockat dhe perimet në një furrë holandeze 10 deri në 12 litra ose tenxhere. (Nëse një pjesë e përzierjes së domates karamelizohet në fund të tiganit, shtoni 1 filxhan ujë të

nxehtë në tigan dhe grijini të gjitha pjesët. Hidhni lëngun mbi kockat dhe perimet dhe zvogëloni sasinë e ujit me 1 filxhan.) Shtoni të ftohtë. ujë dhe gjethe dafine.

2. Ngadalë vendoseni përzierjen të ziejë mbi nxehtësinë mesatare në të lartë. Ulja e nxehtësisë; mbulojeni dhe ziejini supën për 8 deri në 10 orë, duke e përzier herë pas here.

3. Kullojeni supën; hidhni kockat dhe perimet. Supë e ftohtë; transferoni supë në kontejnerë magazinimi dhe vendoseni në frigorifer deri në 5 ditë; ngrini deri në 3 muaj.*

Udhëzime për tenxhere të ngadaltë: Për një tenxhere të ngadaltë 6 deri në 8 litra, përdorni 1 kile kocka viçi, 3 karota, 3 kërcell selino, 1 qepë të verdhë dhe 1 hudhër. Prisni 1 domate dhe fërkojeni mbi kocka. Piqini sipas udhëzimeve, më pas kaloni kockat dhe perimet në tenxhere të ngadaltë. Fshini çdo domate të karamelizuar sipas udhëzimeve dhe shtoni në tenxhere të ngadaltë. Shtoni ujë aq sa të mbulohet. Mbulojeni dhe gatuajeni në temperaturë të lartë derisa lëngu të marrë valë, rreth 4 orë. Zvogëloni në vendosjen e nxehtësisë së ulët; gatuajeni për 12 deri në 24 orë. Kullojeni supë; hidhni kockat dhe perimet. Ruani sipas udhëzimeve.

*Këshillë: Për të hequr lehtë yndyrën nga lëngu, ruajeni lëngun në një enë të mbuluar në frigorifer gjatë natës. Yndyra do të ngrihet lart dhe do të formojë një shtresë të fortë që mund të hiqet lehtësisht. Lënga mund të trashet pas ftohjes.

SHPATULL DERRI TUNIZIAN ME ERËZA ME PATATE TË ËMBLA PIKANTE

PERGATITJE: 25 minuta pjekje: 4 orë pjekje: 30 minuta bën: 4 racione

KJO ËSHTË NJË PJATË E MREKULLUESHME PËR TË BËRËNË NJË DITË TË FTOHTË VJESHTE. MISHI PIQET PËR ORË TË TËRA NË FURRË, DUKE E BËRË SHTËPINË TUAJ TË NUHASË TË MREKULLUESHME DHE DUKE JU DHËNË KOHË PËR TË BËRË GJËRA TË TJERA. PATATET E ËMBLA TË PJEKURA NË FURRË NUK BËHEN TË FRESKËTA NË TË NJËJTËN MËNYRË SI PATATET E BARDHA, POR JANË TË SHIJSHME NË MËNYRËN E TYRE, VEÇANËRISHT KUR ZHYTEN NË MAJONEZË ME HUDHËR.

MISH DERRI

1 2½ deri në 3 kile rosto me mish derri me shpatulla

2 lugë çaji piper i grirë ancho chile

2 lugë çaji qimnon të bluar

1 lugë çaji fara qimnon, të shtypura lehtë

1 lugë çaji koriandër të bluar

½ lugë çaji shafran i Indisë i bluar

¼ lugë çaji kanellë të bluar

3 lugë vaj ulliri

PATATE TË SKUQURA

4 patate të ëmbla mesatare (rreth 2 paund), të qëruara dhe të prera në copa të trasha ½ inç

½ lugë çaji piper i kuq i grimcuar

½ lugë çaji pluhur qepë

½ lugë çaji pluhur hudhër

Vaj ulliri

1 qepë, e prerë hollë

Paleo Aïoli (Majo me hudhër) (shih recetë)

1. Ngrohni furrën në 300°F. Prisni yndyrën nga mishi. Në një tas të vogël kombinoni specin e bluar ancho chile, qimnonin e bluar, farat e qimnotit, koriandërin, shafranin e Indisë dhe kanellën. Spërkateni mishin me përzierjen e erëzave; duke përdorur gishtat, fërkojeni në mënyrë të barabartë mishin.

2. Në një furrë holandeze 5 deri në 6 litra rezistente ndaj furrës ngrohni 1 lugë gjelle vaj ulliri mbi nxehtësinë mesatare-të lartë. Kafshoni mishin e derrit nga të gjitha anët në vaj të nxehtë. Mbulojeni dhe piqini rreth 4 orë ose derisa termometri i mishit të jetë shumë i butë dhe të regjistrojë 190°F. Hiqeni furrën holandeze nga furra. Lëreni të qëndrojë, i mbuluar, ndërsa përgatitni patatet e ëmbla dhe qepët, duke rezervuar 1 lugë yndyrë në furrën holandeze.

3. Rriteni temperaturën e furrës në 400°F. Për patate të skuqura, në një tas të madh kombinoni patatet e ëmbla, 2 lugët e mbetura vaj ulliri, specin e kuq të grimcuar, pluhurin e qepës dhe pluhurin e hudhrës; hedh në pallto. Rreshtoni një fletë pjekjeje të madhe ose dy të vogla me fletë metalike; lyejeni me vaj ulliri shtesë. Rregulloni patatet e ëmbla në një shtresë të vetme në fletën(t) e përgatitur të pjekjes. Piqni rreth 30 minuta ose derisa të zbuten, duke i kthyer patatet e ëmbla një herë në gjysmë të rrugës së pjekjes.

4. Ndërkohë, hiqni mishin nga furra holandeze; mbulojeni me petë për të mbajtur ngrohtë. Kulloni pikat, duke rezervuar 1 lugë gjelle yndyrë. Kthejeni yndyrën e rezervuar në furrën holandeze. Shtoni qepë; gatuajeni mbi nxehtësi

mesatare rreth 5 minuta ose derisa të jetë zbutur, duke e përzier herë pas here.

5. Transferoni mishin e derrit dhe qepën në një pjatë servirjeje. Duke përdorur dy pirunë, tërhiqeni mishin e derrit në copa të mëdha. Shërbejeni mishin e derrit dhe patate të skuqura me Paleo Aïoli.

SHPATULLA KUBANE E DERRIT TË PJEKUR NË SKARË

PERGATITJE:15 minuta marinim: 24 orë në skarë: 2 orë 30 minuta qëndrim: 10 minuta bën: 6 deri në 8 racione

I NJOHUR SI "LECHON ASADO" NË VENDIN E TIJ TË ORIGJINËS,KY ROSTO DERRI MARINOHET NË NJË KOMBINIM TË LËNGJEVE TË FRESKËTA TË AGRUMEVE, ERËZAVE, SPECIT TË KUQ TË GRIMCUAR DHE NJË LLAMBË TË TËRË HUDHRE TË GRIRË. GATIMI I TIJ MBI THËNGJIJ TË NXEHTË PAS NJË ZHYTJEJE GJATË NATËS NË MARINADË I JEP SHIJE TË MAHNITSHME.

- 1 hudhër, thelpinj të ndara, të qëruara dhe të grira
- 1 filxhan qepë të grira trashë
- 1 filxhan vaj ulliri
- 1⅓ filxhan lëng limoni të freskët
- ⅔ filxhan lëng portokalli të freskët
- 1 lugë qimnon i bluar
- 1 lugë gjelle rigon të tharë, të grimcuar
- 2 lugë çaji piper të zi të sapo bluar
- 1 lugë çaji piper i kuq i grimcuar
- 1 rosto me shpatulla derri pa kocka 4 deri në 5 kilogramë

1. Për marinadën, ndani kokën e hudhrës në thelpinj. Qëroni dhe grijini karafilët; vendoseni në një tas të madh. Shtoni qepët, vajin e ullirit, lëngun e limonit, lëngun e portokallit, qimnonin, rigonin, piperin e zi dhe piperin e kuq të grimcuar. E trazojmë mirë dhe e lëmë mënjanë.

2. Duke përdorur një thikë për kockë, shponi thellë rostin e derrit në të gjithë. Uleni me kujdes pjekjen në marinadë, duke e zhytur sa më shumë në lëng. Mbulojeni enën fort

me mbështjellës plastik. Marinojini në frigorifer për 24 orë duke e kthyer një herë.

3. Hiqni mishin e derrit nga marinada. Derdhni marinadën në një tenxhere të mesme. Sillni në valë; ziejnë për 5 minuta. Hiqeni nga zjarri dhe lëreni të ftohet. Le menjane.

4. Për një skarë me qymyr, rregulloni qymyr mesatarisht të nxehtë rreth një tigani pikues. Provoni për nxehtësi mesatare mbi tigan. Vendoseni mishin në skarë mbi tigan pikues. Mbulojeni dhe piqeni në skarë për 2½ deri në 3 orë ose derisa një termometër i leximit të menjëhershëm i futur në qendër të regjistrave të pjekjes të arrijë 140°F. (Për një skarë me gaz, ngrohni paraprakisht skarën. Uleni nxehtësinë në mesatare. Rregullojeni për gatim indirekt. Vendoseni mishin në raftin e skarës mbi djegësin e fikur. Mbulojeni dhe piqeni në skarë sipas udhëzimeve.) Hiqeni mishin nga grila. Mbulojeni lirshëm me fletë metalike dhe lëreni të qëndrojë për 10 minuta përpara se ta gdhendni ose ta tërhiqni.

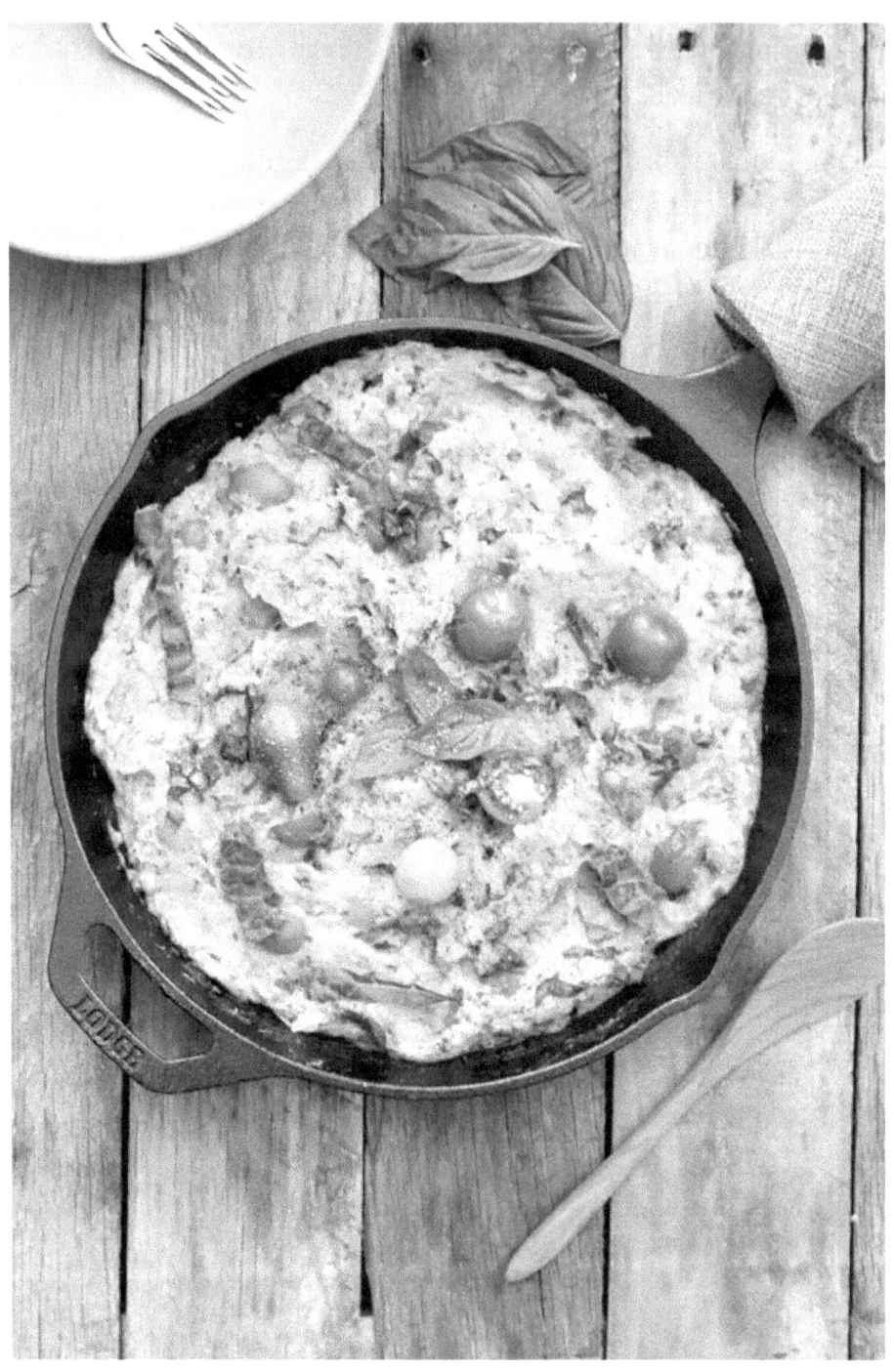

ROSTO ITALIANE E DERRIT TË FËRKUAR ME ERËZA ME PERIME

PERGATITJE: 20 minuta pjekje: 2 orë 25 minuta qëndrim: 10 minuta bën: 8 racione

"FRESH ËSHTË MË E MIRA" ËSHTË NJË MANTRA E MIRËTË NDIQNI KUR BËHET FJALË PËR GATIMIN SHUMICËN E KOHËS. MEGJITHATË, BARISHTET E THATA FUNKSIONOJNË SHUMË MIRË NË FËRKIME PËR MISH. KUR BIMËT THAHEN, SHIJET E TYRE PËRQENDROHEN. KUR BIEN NË KONTAKT ME LAGËSHTINË E MISHIT, LËSHOJNË SHIJET E TYRE NË TË, SI NË KËTË ROSTO TË STILIT ITALIAN TË AROMATIZUAR ME MAJDANOZ, KOPËR, RIGON, HUDHËR DHE PIPER TË KUQ PIKANT TË GRIMCUAR.

- 2 lugë majdanoz të thatë, të grimcuar
- 2 lugë fara kopër, të grimcuara
- 4 lugë çaji rigon të tharë, të grimcuar
- 1 lugë çaji piper i zi i sapo bluar
- ½ lugë çaji piper i kuq i grimcuar
- 4 thelpinj hudhre, te grira
- 1 rosto 4 kile me kocka në shpatull derri
- 1 deri në 2 lugë vaj ulliri
- 1¼ gote ujë
- 2 qepë mesatare, të qëruara dhe të prera në copa
- 1 llambë e madhe kopër, e prerë, me bërthamë dhe e prerë në copa
- 2 kilogramë lakrat e Brukselit

1. Ngrohni furrën në 325°F. Në një tas të vogël kombinoni majdanozin, farat e koprës, rigonin, piperin e zi, piperin e kuq të grimcuar dhe hudhrën; le menjane. Zgjidheni rosto derri nëse është e nevojshme. Prisni yndyrën nga mishi. Fërkojeni mishin nga të gjitha anët me përzierjen e

erëzave. Nëse dëshironi, rifitoni pjekjen për ta mbajtur së bashku.

2. Në një furrë holandeze ngrohni vajin mbi nxehtësinë mesatare-të lartë. E skuqim mishin nga të gjitha anët në vaj të nxehtë. Kulloni yndyrën. Derdhni ujin në furrën holandeze rreth rosto. Pjekim, pa mbuluar, për 1 orë e gjysmë. Rregulloni qepët dhe kopër rreth pjekjes së derrit. Mbulojeni dhe piqini edhe për 30 minuta.

3. Ndërkohë, shkurtoni kërcellet e lakërve të Brukselit dhe hiqni çdo gjethe të jashtme të tharë. Pritini lakrat e Brukselit në gjysmë. Shtoni lakrat e Brukselit në furrën holandeze, duke i renditur mbi perime të tjera. Mbulojeni dhe piqini për 30 deri në 35 minuta më shumë ose derisa perimet dhe mishi të jenë të buta. Transferoni mishin në një pjatë servirjeje dhe mbulojeni me fletë metalike. Lëreni të qëndrojë për 15 minuta përpara se ta prisni në feta. Hidhni perimet me lëngjet e tiganit për t'u veshur. Duke përdorur një lugë të prerë, hiqni perimet në pjatën e servirjes ose në një tas; mbulojeni për të mbajtur ngrohtë.

4. Duke përdorur një lugë të madhe, skremoni yndyrën nga lëngjet e tiganit. Hidhni lëngjet e mbetura të tiganit përmes një sitë. Pritini mishin e derrit, duke hequr kockën. Shërbejeni mishin me perime dhe lëngje tigani.

NISHAN I DERRIT NË TENXHERE TË NGADALTË

PERGATITJE: 20 minuta gatim i ngadaltë: 8 deri në 10 orë (i ulët) ose 4 deri në 5 orë (i lartë) bën: 8 racione

ME QIMNON, KORIANDËR, RIGON, DOMATE, BAJAME, RRUSH TË THATË, KIL DHE ÇOKOLLATË, KJO SALCË E PASUR DHE PIKANTE KA SHUMË GJËRA - NË NJË MËNYRË SHUMË TË MIRË. ËSHTË NJË VAKT IDEAL PËR TË FILLUAR NË MËNGJES PARA SE TË NISENI PËR DITËN. KUR TË KTHEHENI NË SHTËPI, DARKA ËSHTË POTHUAJSE GATI - DHE SHTËPIA JUAJ KA ERË TË MREKULLUESHME.

- 1 rosto me shpatulla derri pa kocka 3 kilogramësh
- 1 filxhan qepë të grirë trashë
- 3 thelpinj hudhër, të prera në feta
- 1½ filxhan lëng mishi me kocka viçi (shih recetë), Lënga e kockave të pulës (shih recetë), ose mish viçi ose pule pa kripë
- 1 lugë qimnon i bluar
- 1 lugë gjelle koriandër të bluar
- 2 lugë çaji rigon të tharë, të grimcuar
- 1 kanaçe 15 ons domate të prera në kubikë pa kripë, të kulluara
- 1 6 ons pastë domate pa kripë pa shtuar
- ½ filxhan bajame të grira, të thekura (shih bakshish)
- ¼ filxhan rrush të artë të pasulfuruar ose rrush pa fara
- 2 ons çokollatë pa sheqer (si p.sh. Scharffen Berger 99% bar kakao), e prerë rëndë
- 1 spec djegës i thatë i plotë ancho ose chipotle
- 2 shkopinj kanelle 4 inç
- ¼ filxhan cilantro e freskët e prerë
- 1 avokado, të qëruar, me fara dhe të prera hollë
- 1 gëlqere, e prerë në copa
- ⅓ filxhan fara kungulli jeshile të pakripura të thekura (opsionale) (shih bakshish)

1. Prisni yndyrën nga pjekja e derrit. Nëse është e nevojshme, priteni mishin në një tenxhere të ngadaltë 5 deri në 6 litra; le menjane.

2. Në tenxhere të ngadaltë bashkoni qepën dhe hudhrën. Në një gotë matëse prej 2 filxhani, përzieni lëngun e kockave të viçit, qimnonin, koriandrin dhe rigonin; derdhni në tenxhere. Përziejini domatet e prera në kubikë, pastën e domates, bajamet, rrushin e thatë, çokollatën, specin e thatë të çilit dhe shkopinjtë e kanellës. Vendoseni mishin në tenxhere. Hidhni sipër me lugë pak nga përzierja e domates. Mbulojeni dhe gatuajeni në temperaturë të ulët për 8 deri në 10 orë ose në temperaturë të lartë për 4 deri në 5 orë ose derisa mishi i derrit të jetë i butë.

3. Transferoni mishin e derrit në një dërrasë prerëse; ftohet pak. Duke përdorur dy pirunë, tërhiqeni mishin në copa. Mbuloni mishin me petë dhe lëreni mënjanë.

4. Hiqni dhe hidhni shkopinjtë e tharë të specit dhe kanellës. Duke përdorur një lugë të madhe, skremoni yndyrën nga përzierja e domates. Transferoni përzierjen e domates në një blender ose procesor ushqimi. Mbulojeni dhe përzieni ose përpunoni derisa pothuajse të jetë e qetë. Kthejeni mishin e derrit të tërhequr dhe salcën në tenxhere të ngadaltë. Mbajeni të ngrohtë në temperaturë të ulët deri në kohën e servirjes, deri në 2 orë.

5. Pak para se të shërbeni, përzieni cilantro. Shërbejeni nishanin në enë dhe zbukurojeni me feta avokado, copa gëlqereje dhe, nëse dëshironi, fara kungulli.

ZIERJE ME MISH DERRI DHE KUNGULL ME ERËZA

PERGATITJE:Gatim 30 minuta: 1 orë bën: 4 racione

ZARZAVATE MUSTARDË ME PIPER DHE KUNGULL ME GJALPËSHTONI NGJYRË TË GJALLË DHE NJË MORI VITAMINASH, SI DHE FIBRA DHE ACID FOLIK, NË KËTË ZIERJE ME SHIJE TË EVROPËS LINDORE.

- 1 1¼ deri në 1½ kile rosto me mish derri
- 1 lugë gjelle paprika
- 1 lugë fara qimnon, të grimcuar imët
- 2 lugë çaji mustardë e thatë
- ¼ lugë çaji piper kajen
- 2 lugë gjelle vaj kokosi të rafinuar
- 8 ons kërpudha të freskëta, të prera hollë
- 2 kërcell selino, të prera në mënyrë tërthore në feta 1 inç
- 1 qepë e kuqe e vogël, e prerë në feta të holla
- 6 thelpinj hudhre, te grira
- 5 gota lëng mishi pule (shih recetë) ose lëng pule pa kripë
- 2 gota kunguj gjalpë të prera në kubikë dhe të qëruar
- 3 gota të prera trashë, zarzavate mustardë të prera ose lakër jeshile
- 2 lugë gjelle sherebelë të freskët të prerë
- ¼ filxhan lëng limoni të freskët

1. Prisni yndyrën nga mishi i derrit. Pritini mishin e derrit në kube 1½ inç; vendoseni në një tas të madh. Në një tas të vogël kombinoni paprikën, farat e qimnotit, mustardën e thatë dhe piperin e kuq. Spërkateni sipër mishit të derrit, duke e hedhur në mënyrë të barabartë.

2. Në një furrë holandeze 4 deri në 5 litra ngrohni vajin e kokosit mbi nxehtësinë mesatare. Shtoni gjysmën e

mishit; gatuajeni derisa të marrë ngjyrë kafe, duke e trazuar herë pas here. Hiqeni mishin nga tigani. Përsëriteni me mishin e mbetur. Lëreni mishin mënjanë.

3. Shtoni kërpudhat, selinon, qepën e kuqe dhe hudhrën në furrën holandeze. Gatuani për 5 minuta, duke e përzier herë pas here. Kthejeni mishin në furrën holandeze. Shtoni me kujdes lëngun e kockave të pulës. Sillni në valë; zvogëloni nxehtësinë. Mbulojeni dhe ziejini për 45 minuta. I trazojmë kungullin. Mbulojeni dhe ziejini për 10 deri në 15 minuta më shumë ose derisa mishi i derrit dhe kungulli të zbuten. Përzieni zarzavate mustardë dhe sherebelë. Gatuani për 2 deri në 3 minuta ose derisa zarzavatet të jenë thjesht të buta. Përzieni lëngun e limonit.

ROAST SIPËR IJËVE TË MBUSHURA ME FRUTA ME SALCË RAKI

PERGATITJE: 30 minuta gatim: 10 minuta pjekje: 1 orë 15 minuta qëndrim: 15 minuta
bën: 8 deri në 10 racione

KJO PJEKJE ELEGANTE ËSHTË E PËRKRYER PËRNJË RAST I VEÇANTË OSE MBLEDHJE FAMILJARE - VEÇANËRISHT NË VJESHTË. SHIJET E SAJ - MOLLËT, ARRËMYSHKU, FRUTAT E THATA DHE PEKANËT - KAPIN THELBIN E ASAJ STINE. SHËRBEJENI ME PURE PATATESH TË ËMBLA DHE SALLATË ME LAKËR JESHILE ME BORONICA DHE PANXHAR TË PJEKUR (SHIH<u>RECETË</u>).

ROSTO

1 luge vaj ulliri
2 gota mollë Granny Smith të copëtuara, të qëruara (rreth 2 të mesme)
1 qepe, e prerë imët
1 lugë gjelle trumzë e freskët e prerë
¾ lugë çaji piper i zi i sapo bluar
⅛ lugë çaji arrëmyshk i bluar
½ filxhan kajsi të thata të pasulfuara të prera
¼ filxhan pekan të copëtuar, të thekur (shih<u>bakshish</u>)
1 filxhan lëng mishi me kocka pule (shih<u>recetë</u>) ose lëng pule pa kripë
1 rosto 3 kile me mish derri pa kocka (ijë e vetme)

SALCË RAKI

2 lugë gjelle musht molle
2 lugë raki
1 lugë çaji Mustardë Dijon-Style (shih<u>recetë</u>)
Piper i zi i sapo bluar

1. Për mbushjen, në një tigan të madh ngrohni vajin e ullirit në zjarr mesatar. Shtoni mollë, qepe, trumzë, ¼ lugë çaji

piper dhe arrëmyshk; gatuajini për 2 deri në 4 minuta ose derisa mollët dhe qepetë të jenë të buta dhe të marrin ngjyrë të artë të lehtë, duke i përzier herë pas here. Përzieni kajsitë, arra dhe 1 lugë lëng mishi. Gatuani pa mbuluar për 1 minutë që të zbuten kajsitë. Hiqeni nga zjarri dhe lëreni mënjanë.

2. Ngrohni furrën në 325°F. Fluturoni pjekjen e derrit duke bërë një prerje për së gjati në qendër të pjekjes, duke e prerë brenda ½ inç nga ana tjetër. Përhapeni pjekjen hapur. Vendoseni thikën në prerjen V, duke e kthyer atë horizontalisht drejt njërës anë të V-së, dhe prisni brenda ½ inç të anës. Përsëriteni në anën tjetër të V. Hapeni pjekjen dhe mbulojeni me mbështjellës plastik. Duke punuar nga qendra në skajet, fërkojeni pjekjen me një çekiç mishi derisa të jetë rreth ¾ inç i trashë. Hiqeni dhe hidhni mbështjellësin plastik. Përhapeni mbushjen mbi pjesën e sipërme të pjekjes. Duke filluar nga një anë e shkurtër, rrotulloni rosto në një spirale. Lidheni me fije kuzhine 100% pambuk në disa vende për ta mbajtur rostoin së bashku. Spërkateni rosto me ½ lugë çaji të mbetur piper.

3. Vendoseni pjekjen në një tavë të cekët për pjekje. Fusni një termometër në furrë në qendër të pjekjes (jo në mbushje). Pjekim, pa mbuluar, për 1 orë 15 minuta deri në 1 orë 30 minuta ose derisa termometri të regjistrojë 145°F. Hiqni rosto dhe mbulojeni lirshëm me fletë metalike; lëreni të qëndrojë për 15 minuta përpara se ta prisni në feta.

4. Ndërkohë, për salcën e rakisë, përzieni lëngun e mbetur dhe mushtin e mollës në një tigan, duke e tundur për të grirë

copa të skuqura. Kullojini pikat në një tenxhere të mesme. Sillni në valë; gatuajeni rreth 4 minuta ose derisa salca të reduktohet me një të tretën. Përziejini me raki dhe mustardën e stilit Dijon. Spërkateni sipas shijes me piper shtesë. Shërbejeni salcën me pjekjen e derrit.

PJEKJE DERRI NË STILIN PORCHETTA

PERGATITJE: 15 minuta marinim: qëndrim gjatë natës: 40 minuta pjekje: 1 orë bën: 6 racione

PORCHETA TRADICIONALE ITALIANE(NGANJËHERË SHKRUHET PORKETTA NË ANGLISHT AMERIKAN) ËSHTË NJË DERR GJIDHËNËS PA KOCKA I MBUSHUR ME HUDHËR, KOPËR, PIPER DHE BARISHTE TË TILLA SI SHEREBELË OSE ROZMARINË, MË PAS VIHET NË HELL DHE PIQET MBI DRU. ZAKONISHT ËSHTË GJITHASHTU SHUMË I KRIPUR. KY VERSION PALEO ËSHTË I THJESHTUAR DHE SHUMË I SHIJSHËM. ZËVENDËSONI ROZMARINË E FRESKËT PËR SHEREBELËN, NËSE DËSHIRONI, OSE PËRDORNI NJË PËRZIERJE TË DY BARISHTEVE.

- 1 rosto nga 2 deri në 3 kilogramë mish derri pa kocka
- 2 lugë fara kopër
- 1 lugë çaji piper i zi
- ½ lugë çaji piper i kuq i grimcuar
- 6 thelpinj hudhre, te grira
- 1 lugë gjelle lëvozhgë portokalli të grirë imët
- 1 lugë gjelle sherebelë e freskët e prerë
- 3 lugë vaj ulliri
- ½ filxhan verë të bardhë të thatë
- ½ filxhan lëng mishi pule (shih recetë) ose lëng pule pa kripë

1. Hiqeni rostin e derrit nga frigoriferi; lëreni të qëndrojë në temperaturën e dhomës për 30 minuta. Ndërkohë, në një tigan të vogël theksoni farat e koprës në zjarr mesatar, duke i përzier shpesh, rreth 3 minuta ose derisa të kenë ngjyrë të errët dhe aromatik; i ftohtë. Transferoni në një mulli erëzash ose mulli të pastër kafeje. Shtoni kokrrat e piperit dhe piperin e kuq të grimcuar. Grini deri në konsistencë mesatare. (Mos e bluani në pluhur.)

2. Ngrohni furrën në 325°F. Në një tas të vogël kombinoni erëzat e bluara, hudhrën, lëkurën e portokallit, sherebelën dhe vajin e ullirit për të bërë një pastë. Vendoseni pjekjen e derrit në një raft në një tigan të vogël pjekjeje. Fërkojeni përzierjen në të gjithë mishin e derrit. (Nëse dëshironi, vendosni mishin e derrit në një enë qelqi 9×13×2 inç. Mbulojeni me mbështjellës plastik dhe vendoseni në frigorifer për të marinuar gjatë gjithë natës. Transferoni mishin në një tigan për pjekje përpara se ta gatuani dhe lëreni të qëndrojë në temperaturën e dhomës për 30 minuta përpara se ta gatuani. .)

3. Piqni mishin e derrit për 1 deri në 1½ orë ose derisa një termometër i leximit të menjëhershëm i futur në qendër të rokut të regjistrojë 145°F. Transferoni pjekjen në një dërrasë prerëse dhe mbulojeni lirshëm me fletë metalike. Lëreni të qëndrojë për 10 deri në 15 minuta përpara se ta prisni në feta.

4. Ndërkohë, hidhni lëngjet e tiganit në një gotë matëse. yndyrë të skremuar nga lart; le menjane. Vendoseni tavën e pjekjes në furrën e sobës. Hidhni verën dhe lëngun e kockave të pulës në tigan. Vendoseni të vlojë mbi nxehtësinë mesatare-të lartë, duke e trazuar për të grirë grimcat e skuqura. Ziejini për rreth 4 minuta ose derisa përzierja të zvogëlohet pak. Rrihni lëngjet e rezervuara të tiganit; tendosje. Pritini mishin e derrit dhe shërbejeni me salcë.

MISH DERRI I PJEKUR ME DOMATE

PERGATITJE:40 minuta zierje: 10 minuta gatim: 20 minuta pjekje: 40 minuta qëndrim: 10 minuta përgatit: 6 deri në 8 racione

DOMATILLET KANË NJË SHTRESË NGJITËSE DHE TË NJOMËNËN LËKURËN E TYRE PREJ LETRE. PASI T'I HIQNI LËKURAT, SHPËRLAJINI ATO ME UJË TË RRJEDHSHËM DHE ATO JANË GATI PËR T'U PËRDORUR.

- 1 kile domate të pastruara, me kërcell dhe të shpëlarë
- 4 djegës serrano, me kërcell, me fara dhe të përgjysmuara (shih bakshish)
- 2 jalapeños, me kërcell, me farë dhe të përgjysmuar (shih bakshish)
- 1 spec i verdhë i madh i ëmbël, me kërcell, me fara dhe përgjysmuar
- 1 piper i madh i ëmbël portokalli, me kërcell, me fara dhe përgjysmuar
- 2 luge vaj ulliri
- 1 2 deri në 2½ kile rosto me mish derri pa kocka
- 1 qepë e verdhë e madhe, e qëruar, e përgjysmuar dhe e prerë hollë
- 4 thelpinj hudhre, te grira
- ¾ filxhan ujë
- ¼ filxhan lëng limoni të freskët
- ¼ filxhan cilantro e freskët e prerë

1. Ngrohni broilerin në nivel të lartë. Rreshtoni një fletë pjekjeje me fletë metalike. Rregulloni domatile, serrano chiles, jalapeños dhe speca të ëmbël në fletën e përgatitur për pjekje. Ziejini perimet 4 centimetra nga nxehtësia derisa të karbonizohen mirë, duke i kthyer domatiljet herë pas here dhe duke hequr perimet kur ato bëhen të karbonizuara, rreth 10 deri në 15 minuta. Vendosni serranos, jalapeños dhe tomatillos në një tas. Vendosni specat e ëmbël në një pjatë. Lërini mënjanë perimet të ftohen.

2. Në një tigan të madh ngrohni vajin në nxehtësi mesatare-të lartë derisa të shkëlqejë. Thajeni pjekjen e derrit me peshqir letre të pastër dhe shtoni në tigan. Gatuani derisa të skuqet mirë nga të gjitha anët, duke e kthyer pjekjen në kafe në mënyrë të barabartë. Transferoni rosto në një pjatë. Ulni nxehtësinë në mesatare. Shtoni qepën në tigan; gatuajini dhe përziejini për 5 deri në 6 minuta ose derisa të marrin ngjyrë të artë. Shtoni hudhër; gatuaj edhe 1 minutë. Hiqeni tiganin nga zjarri.

3. Ngrohni furrën në 350°F. Për salcën e domates, në një përpunues ushqimi ose blender kombinoni domatillo, serranos dhe jalapeños. Mbulojeni dhe përzieni ose përpunoni derisa të jetë e qetë; shtoni në qepë në tigan. Kthejeni tiganin në ngrohje. Sillni në valë; gatuajeni për 4 deri në 5 minuta ose derisa përzierja të jetë e errët dhe e trashë. Përzieni ujin, lëngun e limonit dhe cilantro.

4. Përhapeni salcën e domates në një tavë të cekët pjekjeje ose një enë pjekjeje drejtkëndëshe 3-litërshe. Vendoseni mishin e derrit në salcë. Mbulojeni fort me petë. Pjekim për 40 deri në 45 minuta ose derisa një termometër i leximit të menjëhershëm i futur në qendër të pjekjes të lexojë 140°F.

5. Pritini specat e ëmbël në rripa. Përziejeni salcën e domates në tigan. Tenda lirshëm me fletë metalike; lëreni të qëndrojë për 10 minuta. Pritini mishin në feta; salcë trazoni. Shërbejeni mishin e derrit të prerë me bollëk me salcë domateje.

FILETO DERRI E MBUSHUR ME KAJSI

PERGATITJE:20 minuta pjekje: 45 minuta qëndrim: 5 minuta bën: 2 deri në 3 racione

- 2 kajsi të freskëta të mesme, të grira trashë
- 2 lugë rrush pa sulfur
- 2 lugë arra të grira
- 2 lugë çaji xhenxhefil të freskët të grirë
- ¼ lugë çaji kardamom i bluar
- 1 fileto derri 12 ons
- 1 luge vaj ulliri
- 1 lugë gjelle Mustardë Dijon-Style (shih recetë)
- ¼ lugë çaji piper i zi

1. Ngrohni furrën në 375°F. Rreshtoni një fletë pjekjeje me fletë metalike; vendosni një raft pjekjeje në fletën e pjekjes.

2. Në një tas të vogël përzieni së bashku kajsitë, rrushin e thatë, arrat, xhenxhefilin dhe kardamonin.

3. Bëni një prerje për së gjati në qendër të mishit të derrit, duke e prerë brenda ½ inç nga ana tjetër. Fluturo atë të hapur. Vendoseni mishin e derrit midis dy shtresave të mbështjelljes plastike. Duke përdorur anën e sheshtë të çekiçit të mishit, shtypni lehtë mishin deri në një trashësi prej rreth ⅓ inç. Palosni fundin e bishtit për të bërë një drejtkëndësh të barabartë. Thithni lehtë mishin për të bërë një trashësi të barabartë.

4. Përhapeni përzierjen e kajsisë mbi mishin e derrit. Duke filluar nga fundi i ngushtë, rrotulloni mishin e derrit. Lidheni me fije kuzhine 100% pambuk, fillimisht në qendër, pastaj në intervale 1 inç. Vendoseni pjekjen në raft.

5. Përziejini së bashku vajin e ullirit dhe Mustardën Dijon-Style; lyej me furçë mbi rosto. Spërkateni rosto me piper. Pjekim për 45 deri në 55 minuta ose derisa një termometër i leximit të menjëhershëm i futur në qendër të pjekjes të regjistrojë 140°F. Lëreni të qëndrojë për 5 deri në 10 minuta përpara se ta prisni në feta.

FILETO DERRI ME KORE BARISHTORE ME VAJ HUDHRE KROKANTE

PERGATITJE:15 minuta pjekje: 30 minuta gatim: 8 minuta qëndrim: 5 minuta përgatit: 6 racione

⅓ filxhan Mustardë e stilit Dijon (shih<u>recetë</u>)
¼ filxhan majdanoz të freskët të grirë
2 lugë trumzë të freskët të prerë
1 lugë rozmarinë e freskët e prerë
½ lugë çaji piper i zi
2 fileto derri 12-ons
½ filxhan vaj ulliri
¼ filxhan hudhër të freskët të grirë
¼ deri në 1 lugë çaji piper i kuq i grimcuar

1. Ngrohni furrën në 450°F. Rreshtoni një fletë pjekjeje me fletë metalike; vendosni një raft pjekjeje në fletën e pjekjes.

2. Në një tas të vogël përzieni mustardën, majdanozin, trumzën, rozmarinën dhe piperin e zi për të bërë një pastë. Përhapeni përzierjen e mustardës-barishtes sipër dhe anëve të mishit të derrit. Transferoni mishin e derrit në raftin e pjekjes. Vendoseni pjekjen në furrë; ulni temperaturën në 375°F. Pjekim për 30 deri në 35 minuta ose derisa një termometër i leximit të menjëhershëm i futur në qendër të pjekjes të regjistrojë 140°F. Lëreni të qëndrojë për 5 deri në 10 minuta përpara se ta prisni në feta.

3. Ndërkohë, për vajin e hudhrës, në një tenxhere të vogël bashkojmë vajin e ullirit dhe hudhrën. Gatuani mbi nxehtësi mesatare-të ulët për 8 deri në 10 minuta ose

derisa hudhra të jetë e artë dhe të fillojë të skuqet (mos lejoni që hudhra të digjet). Hiqeni nga nxehtësia; përzieni me piper të kuq të grimcuar. Pritini mishin e derrit; hidhni lugë vaj hudhre sipër fetave përpara se ta shërbeni.

MISH DERRI ME ERËZA INDIANE ME SALCË KOKOSI NË TIGAN

FILLIMI PËR TË PËRFUNDUAR: 20 minuta bën: 2 racione

3 lugë çaji pluhur kerri
2 lugë çaji garam masala pa kripë
1 lugë çaji qimnon i bluar
1 lugë çaji koriandër të bluar
1 fileto derri 12 ons
1 luge vaj ulliri
½ filxhan qumësht natyral kokosi (siç është marka Nature's Way)
¼ filxhan cilantro e freskët e prerë
2 lugë mente të freskët të prerë

1. Në një tas të vogël përzieni së bashku 2 lugë çaji pluhur kerri, garam masala, qimnon dhe koriandër. Pritini mishin e derrit në feta ½ inç të trasha; spërkatni me erëza. .

2. Në një tigan të madh ngrohni vajin e ullirit në zjarr mesatar. Shtoni feta derri në tigan; gatuajeni për 7 minuta duke e kthyer një herë. Hiqni mishin e derrit nga tigani; mbulojeni për të mbajtur ngrohtë. Për salcën, shtoni qumështin e kokosit dhe 1 lugë çaji karri pluhur në tigan, duke e trazuar për të grirë grimcat. Ziejini për 2 deri në 3 minuta. Përzieni cilantro dhe nenexhik. Shtoni mishin e derrit; gatuajeni derisa të nxehet, duke hedhur salcë me lugë mbi mishin e derrit.

SCALOPPINI DERRI ME MOLLË ME ERËZA DHE GËSHTENJA

PERGATITJE:Gatim 20 minuta: 15 minuta bën: 4 racione

2 fileto derri 12-ons
1 lugë gjelle pluhur qepë
1 lugë hudhër pluhur
½ lugë çaji piper i zi
2 deri në 4 lugë vaj ulliri
2 mollë Fuji ose Pink Lady, të qëruara, me bërthama dhe të prera trashë
¼ filxhan qepe të grira hollë
¾ lugë çaji kanellë të bluar
⅛ lugë çaji karafil të bluar
⅛ lugë çaji arrëmyshk i bluar
½ filxhan lëng mishi pule (shih recetë) ose lëng pule pa kripë
2 lugë gjelle lëng limoni të freskët
½ filxhan gështenja të pjekura të qëruara, të copëtuara* ose pekane të copëtuara
1 lugë gjelle sherebelë e freskët e prerë

1. Pritini filetot në feta ½ inç të trasha në një paragjykim. Vendosni fetat e derrit midis dy fletëve të mbështjelljes plastike. Duke përdorur anën e sheshtë të çekiçit të mishit, tundeni derisa të hollohet. Spërkatini fetat me pluhur qepë, pluhur hudhër dhe piper të zi.

2. Në një tigan të madh ngrohni 2 lugë vaj ulliri në zjarr mesatar. Gatuani mishin e derrit, në tufa, për 3 deri në 4 minuta, duke e kthyer një herë dhe duke shtuar vaj nëse është e nevojshme. Transferoni mishin e derrit në një pjatë; mbulojeni dhe mbajeni të ngrohtë.

3. Rritni nxehtësinë në mesatare-të lartë. Shtoni mollët, qepujt, kanellën, karafilin dhe arrëmyshkun. Gatuani dhe përzieni

për 3 minuta. Përzieni lëngun e kockave të pulës dhe lëngun e limonit. Mbulojeni dhe gatuajeni për 5 minuta. Hiqeni nga nxehtësia; përzieni gështenjat dhe sherebelën. Shërbejeni përzierjen e mollës mbi mishin e derrit.

*Shënim: Për të pjekur gështenjat, ngrohni furrën në 400°F. Pritini një X në njërën anë të guaskës së gështenjës. Kjo do ta lërë lëvozhgën të lirohet ndërsa gatuhet. Vendosni gështenjat në një tavë pjekjeje dhe piqini për 30 minuta ose derisa lëvozhga të shkëputet nga arrat dhe arrat të jenë të buta. Mbështillini gështenjat e pjekura me një peshqir kuzhine të pastër. Qëroni lëvozhgat dhe lëkurën nga arra e verdhë-bardhë.

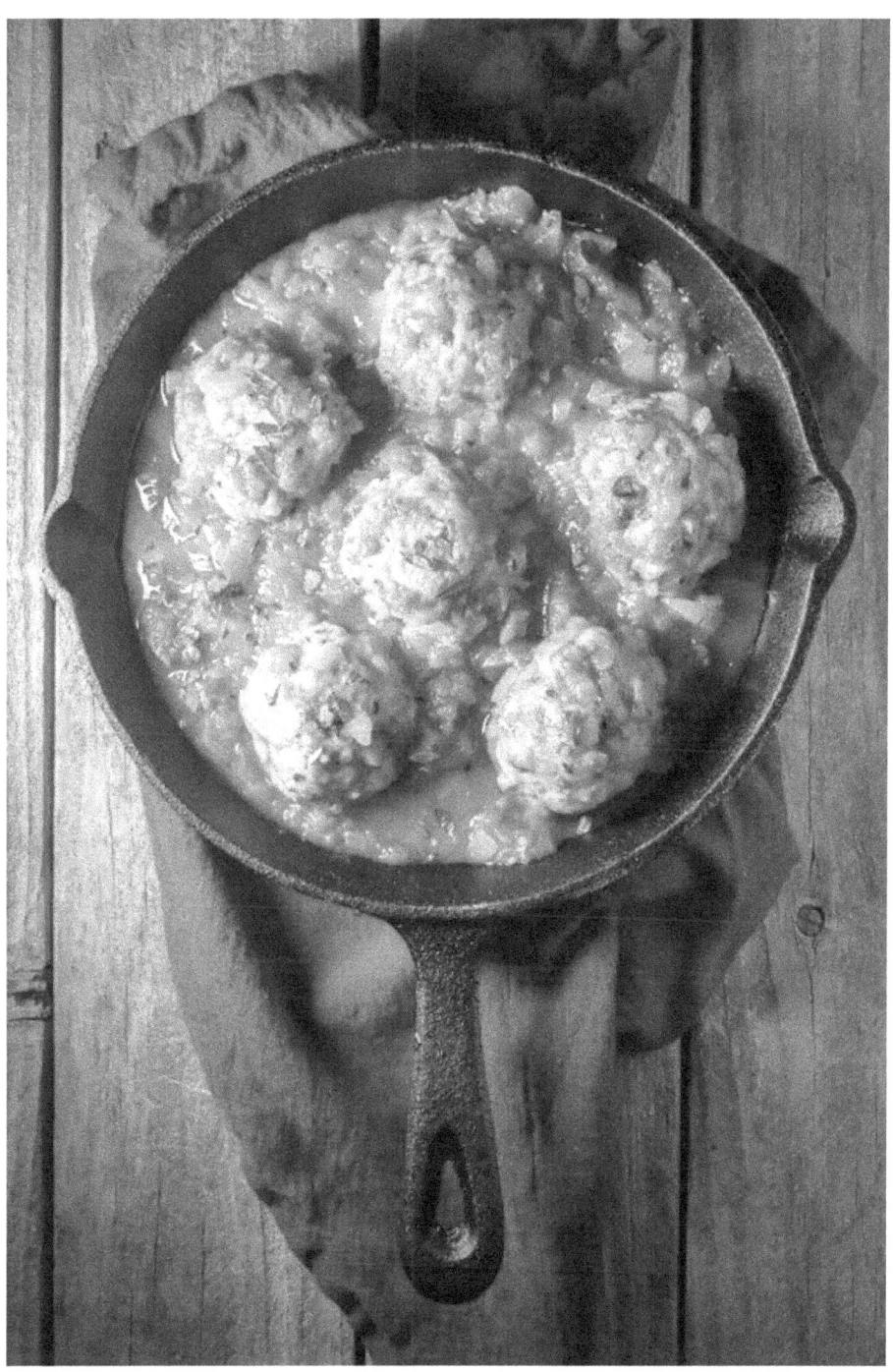

MISH DERRI FAJITA STIR-FRY

PERGATITJE:Gatim 20 minuta: 22 minuta bën: 4 racione

1 kile fileto derri, e prerë në shirita 2 inç
3 lugë erëza fajita pa kripë ose erëza meksikane (shih<u>recetë</u>)
2 luge vaj ulliri
1 qepë e vogël, e prerë hollë
½ e një speci të kuq të ëmbël, me fara dhe të prera hollë
½ e një speci të ëmbël portokalli, me fara dhe të prera hollë
1 jalapeño, me kërcell dhe të prerë hollë (shih<u>bakshish</u>) (opsionale)
½ lugë çaji fara qimnoni
1 filxhan kërpudha të freskëta të prera hollë
3 lugë gjelle lëng limoni të freskët
½ filxhan cilantro e freskët e prerë
1 avokado, me fara, të qëruar dhe të prerë në kubikë
Salsa e dëshiruar (shih<u>receta</u>)

1. Spërkateni mishin e derrit me 2 lugë erëza fajita. Në një tigan shumë të madh ngrohni 1 lugë gjelle vaj në nxehtësi mesatare-të lartë. Shtoni gjysmën e mishit të derrit; gatuajeni dhe përzieni për rreth 5 minuta ose derisa të mos jetë më rozë. Transferoni mishin në një tas dhe mbulojeni për ta mbajtur të ngrohtë. Përsëriteni me vajin e mbetur dhe mishin e derrit.

2. Kthejeni nxehtësinë në mesatare. Shtoni pjesën e mbetur të 1 lugë gjelle erëza fajita, qepë, speca të ëmbël, jalapeño dhe qimnon. Gatuani dhe përzieni për rreth 10 minuta ose derisa perimet të jenë të buta. Kthejeni të gjithë mishin dhe lëngjet e grumbulluara në tigan. Përzieni kërpudhat dhe lëngun e limonit. Gatuani derisa të nxehet. Hiqeni tiganin nga nxehtësia; përzieni cilantron. Shërbejeni me avokado dhe salsën e dëshiruar.

FILETO DERRI ME PORT DHE KUMBULLA TË THATA

PERGATITJE:10 minuta pjekje: 12 minuta qëndrim: 5 minuta përgatit: 4 racione

PORTI ËSHTË NJË VERË E FORTIFIKUAR,QË DO TË THOTË SE I ËSHTË SHTUAR NJË PIJE E NGJASHME ME RAKINË PËR TË NDALUAR PROCESIN E FERMENTIMIT. KJO DO TË THOTË SE KA MË SHUMË SHEQER TË MBETUR NË TË SESA VERA E KUQE E TRYEZËS DHE PËR PASOJË KA NJË SHIJE MË TË ËMBËL. NUK ËSHTË DIÇKA QË DËSHIRONI TA PINI ÇDO DITË, POR PAK E PËRDORUR NË GATIM HERË PAS HERE ËSHTË MIRË.

2 fileto derri 12-ons
2½ lugë çaji koriandër të bluar
¼ lugë çaji piper i zi
2 luge vaj ulliri
1 qepe, e prerë në feta
½ filxhan verë porti
½ filxhan lëng mishi pule (shih<u>recetë</u>) ose lëng pule pa kripë
20 kumbulla të thata pa squfur (kumbulla të thata)
½ lugë çaji piper i kuq i grimcuar
2 lugë çaji tarragon të freskët të prerë

1. Ngrohni furrën në 400°F. Spërkateni mishin e derrit me 2 lugë çaji koriandër dhe piper të zi.

2. Në një tigan të madh kundër furrës ngrohni vajin e ullirit mbi nxehtësinë mesatare-të lartë. Shtoni filetot në tigan. Gatuani derisa të marrin ngjyrë kafe nga të gjitha anët, duke e kthyer në kafe në mënyrë të barabartë, rreth 8 minuta. Vendoseni tiganin në furrë. Pjekim, pa mbuluar, rreth 12 minuta ose derisa një termometër i leximit të

menjëhershëm i futur në qendër të pjekjeve të regjistrojë 140°F. Transferoni filetot në një dërrasë prerëse. Mbulojeni lirshëm me letër alumini dhe lëreni të qëndrojë për 5 minuta.

3. Ndërkohë, për salcën, kullojeni yndyrën nga tigani, duke rezervuar 1 lugë gjelle. Gatuani qepën në pikat e rezervuara në tigan mbi nxehtësinë mesatare për rreth 3 minuta ose derisa të skuqet dhe të zbutet. Shtoni portin në tigan. Lëreni të vlojë, duke e trazuar për të gërvishtur çdo pjesë të skuqur. Shtoni lëngun e kockave të pulës, kumbullat e thata, piperin e kuq të grimcuar dhe pjesën e mbetur të ½ lugë çaji koriandër. Gatuani në nxehtësi mesatare-të lartë për t'u reduktuar pak, rreth 1 deri në 2 minuta. Përziejini në tarragon.

4. Pritini mishin e derrit dhe shërbejeni me kumbulla të thata dhe salcë.

MISH DERRI NË STILIN MOO SHU NË GOTA MARULE ME PERIME TURSHI TË SHPEJTA

FILLIMI PËR TË PËRFUNDUAR:45 minuta bën: 4 racione

NËSE KENI NGRËNË NJË PJATË TRADICIONALE MOO SHUNË NJË RESTORANT KINEZ, JU E DINI SE ËSHTË NJË MBUSHJE E SHIJSHME ME MISH DHE PERIME QË HAHET NË PETULLA TË HOLLA ME NJË SALCË TË ËMBËL KUMBULLE OSE HOISIN. KY VERSION PALEO MË I LEHTË DHE MË I FRESKËT PËRMBAN MISH DERRI, LAKËR KINEZE DHE KËRPUDHA SHIITAKE TË SKUQURA NË XHENXHEFIL DHE HUDHËR DHE TË SHIJUARA NË MBËSHTJELLJE MARULE ME PERIME TURSHI KROKANTE.

PERIME TURSHI

- 1 filxhan karrota të prera në formë julienne
- 1 filxhan rrepkë daikon të prerë me julienne
- ¼ filxhan qepë të kuqe të grirë
- 1 filxhan lëng molle pa sheqer
- ½ filxhan uthull musht

MISH DERRI

- 2 lugë vaj ulliri ose vaj kokosi të rafinuar
- 3 vezë të rrahura lehtë
- 8 ons ijë derri, i prerë në shirita 2×½ inç
- 2 lugë çaji xhenxhefil të freskët të grirë
- 4 thelpinj hudhre, te grira
- 2 gota lakër napa të prera hollë
- 1 filxhan kërpudha shiitake të prera hollë
- ¼ filxhan qepë të prera hollë
- 8 gjethe marule të Bostonit

1. Për perimet turshi të shpejta, në një tas të madh hidhni së bashku karotat, daikon dhe qepën. Për shëllirë, në një tenxhere ngrohni lëngun e mollës dhe uthullën derisa të ngrihet avulli. Hidhni shëllirë mbi perimet në tas; mbulojeni dhe ftoheni derisa të jeni gati për t'u shërbyer.

2. Në një tigan të madh ngrohni 1 lugë gjelle vaj në zjarr mesatar-të lartë. Duke përdorur një kamxhik rrihni lehtë vezët. Shtoni vezët në tigan; gatuajeni, pa e përzier, derisa të vendoset në fund, rreth 3 minuta. Duke përdorur një shpatull fleksibël, kthejeni me kujdes vezën dhe gatuajeni nga ana tjetër. Rrëshqitni vezën nga tigani në një pjatë.

3. Kthejeni tiganin të ngrohet; shtoni 1 lugë vaj të mbetur. Shtoni shiritat e derrit, xhenxhefilin dhe hudhrën. Gatuani dhe përzieni mbi nxehtësinë mesatare-të lartë për rreth 4 minuta ose derisa mishi i derrit të mos jetë më rozë. Shtoni lakrën dhe kërpudhat; gatuajeni dhe përzieni për rreth 4 minuta ose derisa lakra të thahet, kërpudhat të zbuten dhe mishi i derrit të jetë gatuar. Hiqeni tiganin nga zjarri. Pritini vezën e gatuar në rripa. Përziejini butësisht shiritat e vezëve dhe qepët në përzierjen e derrit. Shërbejeni në gjethe marule dhe sipër me perime turshi.

COPAT E DERRIT ME MAKADAMIA, SHEREBELË, FIQ DHE PURE PATATESH TË ËMBLA

PERGATITJE:Gatim 15 minuta: 25 minuta bën: 4 racione

SHOQËROHET ME PURE PATATESH TË ËMBLA,KËTO BËRXOLLA TË LËNGSHME ME MAJË SHEREBELE BËJNË NJË VAKT PERFEKT VJESHTE – DHE NJË USHQIM QË RREGULLOHET SHPEJT, DUKE E BËRË ATË TË PËRSOSUR PËR NJË NATË JAVE TË NGARKUAR.

- 4 bërxolla derri pa kocka, të prera 1¼ inç të trashë
- 3 lugë sherebelë të freskët të prerë
- ¼ lugë çaji piper i zi
- 3 lugë vaj arrë makadamia
- 2 kilogramë patate të ëmbla, të qëruara dhe të prera në copa 1 inç
- ¾ filxhan arra makadamia të copëtuara
- ½ filxhan fiq të thatë të copëtuar
- ⅓ filxhan Lëngë mishi me kocka viçi (shih recetë) ose lëng mishi pa kripë
- 1 lugë gjelle lëng limoni të freskët

1. Spërkatni të dy anët e bërxollave të derrit me 2 lugë gjelle sherebelë dhe piper; fërkojeni me gishta. Në një tigan të madh ngrohni 2 lugë vaj në zjarr mesatar. Shtoni bërxolla në tigan; gatuajeni për 15 deri në 20 minuta ose derisa të jetë bërë (145°F), duke e kthyer një herë në gjysmë të gatimit. Transferoni bërxollat në një pjatë; mbulojeni për të mbajtur ngrohtë.

2. Ndërkohë, në një tenxhere të madhe bashkojmë patatet e ëmbla dhe ujin aq sa të mbulohen. Sillni në valë; zvogëloni nxehtësinë. Mbulojeni dhe ziejini për 10 deri në 15 minuta ose derisa patatet të zbuten. Kullojini patatet. Shtoni lugën

e mbetur të vajit të makadamisë tek patatet dhe skuqeni derisa të bëhet krem; mbaje ngrohtë.

3. Për salcën, shtoni arra makadamia në tigan; gatuaj në zjarr mesatar vetëm derisa të thekur. Shtoni fiqtë e thatë dhe 1 lugë të mbetur sherebelë; gatuaj për 30 sekonda. Shtoni lëngun e kockave të viçit dhe lëngun e limonit në tigan, duke e trazuar për të grirë grimcat e skuqura. Hidhni salcë me lugë mbi bërxollat e derrit dhe shërbejeni me pure patatesh të ëmbla.

COPA DERRI ROZMARINE-LIVANDO TË PJEKURA NË TIGAN ME RRUSH DHE ARRA TË THEKURA

PERGATITJE: 10 minuta gatim: 6 minuta pjekje: 25 minuta përgatit: 4 racione

PJEKJA E RRUSHIT SË BASHKU ME BËRXOLLAT E DERRITINTENSIFIKON SHIJEN DHE ËMBËLSINË E TYRE. SË BASHKU ME ARRAT E THEKURA KROKANTE DHE NJË SPËRKATJE ME ROZMARINË TË FRESKËT, ATO BËJNË NJË MAJË TË MREKULLUESHME PËR KËTO BËRXOLLA TË PËRZEMËRTA.

2 lugë rozmarinë të freskët të prerë

1 lugë gjelle livando e freskët e prerë

½ lugë çaji pluhur hudhër

½ lugë çaji piper i zi

4 bërxolla mish derri, të prera 1¼ inç të trashë (rreth 3 paund)

1 luge vaj ulliri

1 qepe e madhe, e prerë në feta hollë

1½ filxhan rrush i kuq dhe/ose jeshil pa fara

½ filxhan verë të bardhë të thatë

¾ filxhani arra të grira trashë

Rozmarinë e freskët e prerë

1. Ngrohni furrën në 375°F. Në një tas të vogël kombinoni 2 lugë rozmarinë, livando, hudhër pluhur dhe piper. Fërkojeni përzierjen e barishteve në mënyrë të barabartë në bërxollat e derrit. Në një tigan shumë të madh kundër furrës ngrohni vajin e ullirit mbi nxehtësinë mesatare. Shtoni bërxolla në tigan; gatuajini për 6 deri në 8 minuta ose derisa të marrin ngjyrë kafe nga të dyja anët. Transferoni bërxollat në një pjatë; mbulojme me pete.

2. Shtoni qepën në tigan. Gatuani dhe përzieni mbi nxehtësinë mesatare për 1 minutë. Shtoni rrushin dhe verën. Gatuani edhe rreth 2 minuta të tjera, duke e trazuar për të grirë pjesët e skuqura. Kthejini bërxollat e derrit në tigan. Vendoseni tiganin në furrë; piqni për 25 deri në 30 minuta ose derisa të bëhen copëzat (145°F).

3. Nderkohe shtrojme arrat ne nje tave te ceket per pjekje. Shtoni në furrë me bërxolla. Pjekim rreth 8 minuta ose derisa të skuqet, duke e trazuar një herë për të pjekur në mënyrë të barabartë.

4. Për t'i shërbyer, sipër bërxollat e derrit me rrush dhe arra të thekura. Spërkateni me rozmarinë shtesë të freskët.

BËRXOLLA DERRI ALLA FIORENTINA ME BROKOLI TË PJEKUR NË SKARË

PERGATITJE:20 minuta grilë: 20 minuta marinim: 3 minuta përgatit: 4 racioneFOTO

"ALLA FIORENTINA"NË THELB DO TË THOTË "NË STILIN E FIRENCES". KJO RECETË ËSHTË STILUAR SIPAS BISTECCA ALLA FIORENTINA, NJË KOCKË T TOSKAN E PJEKUR NË SKARË MBI NJË ZJARR DRURI ME AROMATIZUESIT MË TË THJESHTË— ZAKONISHT VETËM VAJ ULLIRI, KRIPË, PIPER TË ZI DHE NJË SHTRYDHJE LIMONI TË FRESKËT PËR TË PËRFUNDUAR.

- 1 kile rabe brokoli
- 1 luge vaj ulliri
- 4 bërxolla të mishit të derrit 6 deri në 8 ons me kocka, të prera 1½ deri në 2 inç të trasha
- Piper i zi i bluar trashë
- 1 limon
- 4 thelpinj hudhre, te prera holle
- 2 lugë rozmarinë të freskët të prerë
- 6 gjethe sherebele të freskëta, të prera
- 1 lugë çaji piper i kuq i grimcuar (ose për shije)
- ½ filxhan vaj ulliri

1. Në një tenxhere të madhe zbardhni brokolin rabe në ujë të vluar për 1 minutë. Transferoni menjëherë në një tas me ujë akull. Kur të ftohet, kullojeni brokolin në një fletë pjekjeje të veshur me peshqir letre, duke e fshirë sa më shumë që të jetë e mundur me peshqir letre shtesë. Hiqni peshqirët e letrës nga fleta e pjekjes. Lyejeni brokolin me 1 lugë gjelle vaj ulliri, duke e hedhur në shtresë; lëreni mënjanë derisa të jeni gati për t'u pjekur në skarë.

2. Spërkatni të dy anët e bërxollave të derrit me piper të bluar trashë; le menjane. Duke përdorur një qërues perimesh, hiqni rripat e lëvozhgës nga limoni (ruajeni limonin për një përdorim tjetër). Shpërndani shirita lëvozhgë limoni, hudhra të prera në feta, rozmarinë, sherebelë dhe piper të kuq të grimcuar në një pjatë të madhe servirjeje; le menjane.

3. Për një skarë me qymyr, zhvendosni shumicën e qymyrit të nxehtë në njërën anë të skarës, duke lënë disa qymyr nën anën tjetër të skarës. Ziejini bërxollat drejtpërdrejt mbi qymyr të nxehtë për 2 deri në 3 minuta ose derisa të formohet një kore kafe. Kthejini bërxollat dhe skuqini nga ana e dytë edhe për 2 minuta. Lëvizni bërxollat në anën tjetër të skarës. Mbulojeni dhe piqeni në skarë për 10 deri në 15 minuta ose derisa të mbaroni (145°F). (Për një skarë me gaz, ngrohni paraprakisht skarën; zvogëloni nxehtësinë në njërën anë të skarës në mesatare. Skuqini bërxollat siç udhëzohet më lart mbi nxehtësinë e lartë. Kaloni në anën me nxehtësi mesatare të skarës; vazhdoni siç udhëzohet më sipër.)

4. Transferoni bërxollat në pjatë. Spërkatni bërxollat me ½ filxhan vaj ulliri, duke i kthyer të lyhen nga të dyja anët. Lërini bërxollat të marinohen për 3 deri në 5 minuta përpara se t'i shërbeni, duke i kthyer një ose dy herë për të mbushur mishin me aromën e lëvozhgës së limonit, hudhrës dhe barishteve.

5. Ndërsa bërxollat pushojnë, piqni brokolin në skarë që të shkrihet lehtë dhe të ngrohet. Në pjatën me bërxollat e

derrit rregulloni rabe brokoli; Hidhni një lugë nga marinada mbi çdo copa dhe brokoli para se ta shërbeni.

BËRXOLLA DERRI TË MBUSHURA ME ESCAROLE

PERGATITJE:Gatim 20 minuta: 9 minuta bën: 4 racione

ESCAROLE MUND TË HAHET SI NJË SALLATË JESHILEOSE SKUQENI LEHTË ME HUDHËR NË VAJ ULLIRI PËR NJË PJATË ANËSORE TË SHPEJTË. KËTU, E KOMBINUAR ME VAJ ULLIRI, HUDHËR, PIPER TË ZI, PIPER TË KUQ TË GRIMCUAR DHE LIMON, KRIJON NJË MBUSHJE TË BUKUR ME NGJYRË JESHILE TË NDEZUR PËR BËRXOLLAT E DERRIT TË SKUQURA NË TIGAN.

4 bërxolla derri me kocka 6 deri në 8 ons, të prera ¾ inç të trashë

½ e një eskarole me kokë të mesme, e grirë hollë

4 lugë vaj ulliri

1 lugë gjelle lëng limoni të freskët

¼ lugë çaji piper i zi

¼ lugë çaji piper i kuq i grimcuar

2 thelpinj hudhre te medha, te grira

Vaj ulliri

1 lugë gjelle sherebelë e freskët e prerë

¼ lugë çaji piper i zi

⅓ filxhan verë të bardhë të thatë

1. Duke përdorur një thikë prerëse, prisni një xhep të thellë, rreth 2 centimetra të gjerë, në anën e lakuar të çdo copa derri; le menjane.

2. Në një tas të madh kombinoni escarole, 2 lugë gjelle vaj ulliri, lëng limoni, ¼ lugë çaji piper të zi, piper të kuq të grimcuar dhe hudhër. Mbushni çdo copa me një të katërtën e përzierjes. Lyejeni bërxollat me vaj ulliri.

Spërkateni me sherebelë dhe ¼ lugë çaji piper të zi të bluar.

3. Në një tigan shumë të madh ngrohni 2 lugë gjelle vaj ulliri të mbetura mbi nxehtësinë mesatare-të lartë. Ziejeni mishin e derrit për 4 minuta nga secila anë derisa të marrë ngjyrë kafe të artë. Transferoni bërxollat në një pjatë. Shtoni verën në tigan, duke gërvishtur çdo pjesë të skuqur. Ulni lëngjet e tiganit për 1 minutë.

4. Spërkatini bërxollat me lëngje tigani përpara se t'i shërbeni.

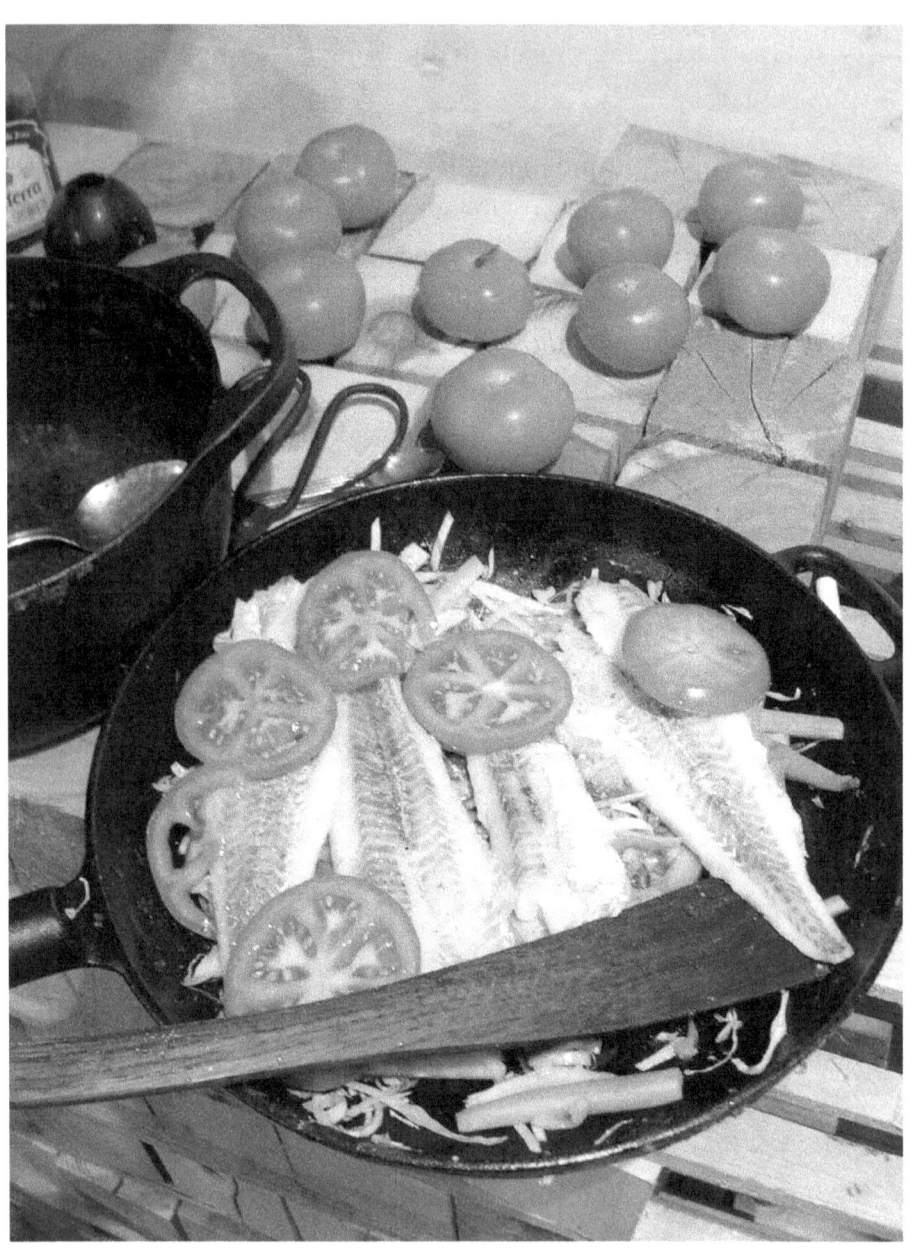

COPAT E DERRIT ME NJË KORE DIJON-PECAN

PERGATITJE:15 minuta gatim: 6 minuta piqem: 3 minuta përgatit: 4 racione<u>FOTO</u>

KËTO BËRXOLLA ME KORE MUSTARDË DHE ARRANUK MUND TË ISHTE MË E THJESHTË PËR T'U BËRË - DHE FITIMI I SHIJES E TEJKALON SHUMË PËRPJEKJEN. PROVOJINI ME KUNGUJ GJALPË TË PJEKUR ME KANELLË (SHIH<u>RECETË</u>), SALLATË NEOKLASIKE WALDORF (SHIH<u>RECETË</u>), OSE SALLATË ME LAKRAT E BRUKSELIT DHE MOLLËT (SHIH<u>RECETË</u>).

⅓ filxhan pekan të grirë imët, të thekur (shih<u>bakshish</u>)

1 lugë gjelle sherebelë e freskët e prerë

3 lugë vaj ulliri

4 bërxolla derri të prera në qendër, rreth 1 inç të trasha (rreth 2 paund në total)

½ lugë çaji piper i zi

2 luge vaj ulliri

3 lugë Mustardë Dijon-Style (shih<u>recetë</u>)

1. Ngrohni furrën në 400°F. Në një tas të vogël kombinoni pecanët, sherebelën dhe 1 lugë gjelle vaj ulliri.

2. Spërkatni bërxollat e derrit me piper. Në një tigan të madh kundër furrës ngrohni 2 lugët e mbetura vaj ulliri në zjarr të fortë. Shtoni bërxolla; gatuajeni për rreth 6 minuta ose derisa të skuqet nga të dyja anët, duke e kthyer një herë. Hiqeni tiganin nga zjarri. Përhapni mustardën e stilit Dijon në majat e bërxollave; spërkateni me përzierjen e pekanit, duke e shtypur lehtë në mustardë.

3. Vendoseni tiganin në furrë. Piqni për 3 deri në 4 minuta ose derisa të jenë bërë copëzat (145°F).

MISH DERRI ME KORE ARRE ME SALLATË ME SPINAQ ME MANAFERRË

PERGATITJE:Gatim 30 minuta: 4 minuta bën: 4 racione

MISHI I DERRIT KA NJË SHIJE NATYRALE TË ËMBËLQË KOMBINOHET MIRË ME FRUTAT. EDHE PSE TË DYSHUARIT E ZAKONSHËM JANË FRUTAT E VJESHTËS SI MOLLËT DHE DARDHAT - OSE FRUTAT ME GURË SI PJESHKËT, KUMBULLAT DHE KAJSITË - MISHI I DERRIT ËSHTË GJITHASHTU I SHIJSHËM ME MANAFERRAT, TË CILAT KANË NJË AROMË TË ËMBËL SI VERË.

1⅔ filxhan manaferra

1 lugë gjelle plus 1½ lugë çaji ujë

3 lugë vaj arre

1 lugë gjelle plus 1½ lugë çaji uthull vere të bardhë

2 vezë

¾ filxhan vakt bajame

⅓ filxhan arra të grira hollë

1 lugë gjelle plus 1½ lugë çaji Erëza mesdhetare (shih<u>recetë</u>)

4 kotele derri ose bërxolla derri pa kocka (gjithsej 1 deri në 1½ paund)

6 gota gjethe të freskëta spinaqi për bebe

½ filxhan gjethe të freskëta të borzilokut të grisura

½ filxhan qepë të kuqe të grirë

½ filxhan arra të copëtuara, të thekura (shih<u>bakshish</u>)

¼ filxhan vaj kokosi të rafinuar

1. Për vinegrette me manaferra, në një tenxhere të vogël bashkoni 1 filxhan manaferra dhe ujin. Sillni në valë; zvogëloni nxehtësinë. Ziejini, të mbuluara, për 4 deri në 5 minuta ose vetëm derisa manaferrat të zbuten dhe ngjyra të kthehet në një ngjyrë kafe të ndritshme, duke i përzier

herë pas here. Hiqeni nga zjarri; ftohet pak. Hidhni manaferrat e pakulluara në një blender ose përpunues ushqimi; mbulojeni dhe përzieni ose përpunoni derisa të jetë e qetë. Duke përdorur pjesën e pasme të një luge, shtypni manaferrat e pjekura në një sitë me rrjetë të imët; hidhni farat dhe lëndët e ngurta. Në një tas mesatar përzieni manaferrat e kulluara, vajin e arrës dhe uthullën; le menjane.

2. Vishni një fletë të madhe pjekjeje me letër furre; le menjane. Në një enë të cekët rrahim lehtë vezët me pirun. Në një pjatë tjetër të cekët kombinoni vaktin e bajameve, ⅓ filxhanin arra të grira hollë dhe erëzat mesdhetare. Lyejini kotatet e derrit, një nga një, në vezë dhe më pas në përzierjen e arrave, duke i kthyer në një shtresë të barabartë. Vendosni copat e derrit të veshura në një fletë pjekjeje të përgatitur; le menjane.

3. Në një tas të madh bashkojmë spinaqin dhe borzilokun. Ndani zarzavatet në katër pjata për servirje, duke i renditur përgjatë njërës anë të pjatave. Sipër shtoni ⅔ filxhan kokrrat e mbetura, qepën e kuqe dhe ½ filxhan arra të thekura. Spërkateni me vinegrette manaferre.

4. Në një tigan shumë të madh ngrohni vajin e kokosit në nxehtësi mesatare-të lartë. Shtoni copat e derrit në tigan; gatuajeni rreth 4 minuta ose derisa të mbaroni (145°F), duke e kthyer një herë. Shtoni kotoletat e derrit në pjatat me sallatë.

SHNITZEL DERRI ME LAKËR TË KUQE TË ËMBËL DHE TË THARTË

PERGATITJE:Gatim 20 minuta: 45 minuta bën: 4 racione

NË"PARIMET E PALEOS"SEKSIONI I KËTIJ LIBRI,MIELLI I BAJAMES (I QUAJTUR EDHE MIELL BAJAMESH) RENDITET SI NJË PËRBËRËS JO PALEO - JO SEPSE MIELLI I BAJAMES ËSHTË NË THELB I KEQ, POR SEPSE PËRDORET SHPESH PËR TË KRIJUAR ANALOGE TË BROWNIES ME MIELL GRURI, ËMBËLSIRA, BISKOTA, ETJ., QË NUK DUHET BËHUNI PJESË E RREGULLT E NJË DIETE REAL PALEO®. PËRDORIMI I MODERUAR SI SHTRESË PËR NJË FISTON TË HOLLË TË DERRIT OSE SHPENDËVE TË SKUQUR NË TIGAN, SIÇ ËSHTË KËTU, NUK ËSHTË PROBLEM.

LAKRA

- 2 luge vaj ulliri
- 1 filxhan qepë të kuqe të grirë
- 6 gota lakër të kuqe të prera hollë (rreth ½ e kokës)
- 2 mollë Granny Smith, të qëruara, të prera dhe të prera në kubikë
- ¾ filxhani lëng portokalli të freskët
- 3 lugë uthull musht
- ½ lugë çaji fara qimnon
- ½ lugë çaji fara selino
- ½ lugë çaji piper i zi

MISH DERRI

- 4 bërxolla derri pa kocka, të prera ½ inç të trashë
- 2 gota miell bajame
- 1 lugë gjelle lëvozhgë limoni të tharë
- 2 lugë çaji piper të zi
- ¾ lugë çaji speca të grirë
- 1 vezë e madhe

¼ filxhan qumësht bajame

3 lugë vaj ulliri

Pika limoni

1. Për lakrën e ëmbël dhe të thartë, në një furrë holandeze 6 litra ngrohni vajin e ullirit mbi nxehtësinë mesatare-të ulët. Shtoni qepë; gatuajeni për 6 deri në 8 minuta ose derisa të zbuten dhe të skuqen lehtë. Shtoni lakër; gatuajeni dhe përzieni për 6 deri në 8 minuta ose derisa lakra të jetë e butë. Shtoni mollët, lëngun e portokallit, uthullën, farat e qimnotit, farat e selinos dhe ½ lugë çaji piper. Sillni në valë; zvogëloni nxehtësinë në minimum. Mbulojeni dhe gatuajeni për 30 minuta, duke e përzier herë pas here. Zbulojeni dhe gatuajeni derisa lëngu të pakësohet pak.

2. Ndërkohë, për mishin e derrit, vendosni bërxolla midis dy fletëve të mbështjelljes plastike ose letrës së dylluar. Duke përdorur anën e sheshtë të çekiçit të mishit ose kunjat e rrotullimit, hidheni në trashësi rreth ¼ inç; le menjane.

3. Në një pjatë të cekët përzieni miellin e bajames, lëkurën e limonit të thatë, 2 lugë çaji piper dhe specin. Në një enë tjetër të cekët përzieni vezën dhe qumështin e bajames. Lyejini lehtë kotatet e derrit me miellin e kalitur, duke shkundur tepricën. Zhyteni në përzierjen e vezëve, pastaj përsëri në miellin e kalitur, duke shkundur tepricën. Përsëriteni me copat e mbetura.

4. Në një tigan të madh ngrohni vajin e ullirit në nxehtësi mesatare-të lartë. Shtoni në tigan 2 kotele. Gatuani për 6 deri në 8 minuta ose derisa cutletat të marrin ngjyrë kafe të artë dhe të gatuhen, duke i kthyer një herë. Transferoni

cutletat në një pjatë të ngrohtë. Përsëriteni me 2 copat e mbetura.

5. Shërbejini copat me lakër dhe copa limoni.

GJOKS GJELDETI TË SKUQUR NË PANTALLONA ME SALCË QIQRASH SCAMPI

PERGATITJE:Gatim 30 minuta: 15 minuta bën: 4 racioneFOTO

PËR TË PRERË NË GJYSMË FILETOT E GJELIT TË DETITHORIZONTALISHT NË MËNYRË SA MË TË BARABARTË TË JETË E MUNDUR, SHTYPNI LEHTË SECILËN PREJ TYRE ME PËLLËMBËN E DORËS, DUKE USHTRUAR PRESION TË VAZHDUESHËM, NDËRSA PRISNI MISHIN.

- ¼ filxhan vaj ulliri
- 2 fileto gjoksi gjeldeti 8 deri në 12 ons, të prera në gjysmë horizontalisht
- ¼ lugë çaji piper i zi i sapo bluar
- 3 lugë vaj ulliri
- 4 thelpinj hudhre, te grira
- 8 ons karkaleca mesatare të qëruara dhe të zbërthyera, bishtat e hequr dhe përgjysmuar për së gjati
- ¼ filxhan verë të bardhë të thatë, lëng mishi pule (shihrecetë), ose lëng pule pa kripë
- 2 lugë qepë të freskët të prerë
- ½ lugë çaji lëvozhgë limoni të grirë imët
- 1 lugë gjelle lëng limoni të freskët
- Petë me kunguj dhe domate (shihrecetë, më poshtë) (opsionale)

1. Në një tigan shumë të madh ngrohni 1 lugë gjelle vaj ulliri në nxehtësi mesatare-të lartë. Shtoni gjelin e detit në tigan; spërkatni me piper. Ulni nxehtësinë në mesatare.

Gatuani për 12 deri në 15 minuta ose derisa të mos jetë më rozë dhe lëngjet të jenë të qarta (165°F), duke e kthyer një herë në gjysmë të kohës së gatimit. Hiqni bifteket e gjelit të detit nga tigani. Mbulojeni me petë për të mbajtur ngrohtë.

2. Për salcën, në të njëjtën tigan ngrohni 3 lugë vaj në zjarr mesatar. Shtoni hudhër; gatuaj për 30 sekonda. Llokoçis në karkaleca; gatuajeni dhe përzieni për 1 minutë. Përzieni verën, qiqrat dhe lëkurën e limonit; gatuajini dhe përziejini për 1 minutë më shumë ose derisa karkalecat të jenë të errëta. Hiqeni nga nxehtësia; përzieni lëngun e limonit. Për të shërbyer, lugë salcë mbi bifteket e gjelit të detit. Nëse dëshironi, shërbejeni me petë me kunguj dhe domate.

Petë me kunguj dhe domate: Duke përdorur një qërues mandoline ose julienne, ndani 2 kunguj të verdhë të verës në shirita julienne. Në një tigan të madh ngrohni 1 lugë gjelle vaj ulliri ekstra të virgjër në nxehtësi mesatare-të lartë. Shtoni shirita kungujsh; gatuaj për 2 minuta. Shtoni 1 filxhan domate rrushi të prerë në katër pjesë dhe ¼ lugë çaji piper të zi të sapo bluar; gatuajeni për 2 minuta më shumë ose derisa kungulli të jetë i freskët dhe i butë.

KËMBËT E GJELIT TË ZIERA ME PERIME RRËNJË

PERGATITJE:Gatim 30 minuta: 1 orë 45 minuta bën: 4 racione

KJO ËSHTË NJË NGA ATO PJATADËSHIRONI TË BËNI NË NJË PASDITE TË FRESKËT VJESHTE KUR KENI KOHË TË BËNI NJË SHËTITJE NDËRSA ZIHET NË FURRË. NËSE STËRVITJA NUK TË NGJALL OREKS, AROMA E MREKULLUESHME KUR KALONI NËPËR DERË SIGURISHT QË DO TË JETË.

3 lugë vaj ulliri

4 këmbë gjeldeti 20 deri në 24 ons

½ lugë çaji piper i zi i sapo bluar

6 thelpinj hudhra, të qëruara dhe të shtypura

1½ lugë çaji fara kopër, të mavijosur

1 lugë çaji spec i plotë, i mavijosur*

1½ filxhan lëng mishi me kocka pule (shihrecetë) ose lëng pule pa kripë

2 degë rozmarinë të freskët

2 degë trumzë të freskët

1 gjethe dafine

2 qepë të mëdha, të qëruara dhe të prera në 8 pjesë secila

6 karota të mëdha, të qëruara dhe të prera në feta 1 inç

2 rrepa të mëdha, të qëruara dhe të prera në kubikë 1 inç

2 majdanoz të mesëm, të qëruar dhe të prerë në feta 1 inç**

1 rrënjë selino, e qëruar dhe e prerë në copa 1 inç

1. Ngrohni furrën në 350°F. Në një tigan të madh ngrohni vajin e ullirit në nxehtësi mesatare në të lartë derisa të vezullojë. Shtoni 2 nga këmbët e gjelit të detit. Gatuani rreth 8 minuta ose derisa këmbët të marrin ngjyrë kafe të artë dhe të freskëta nga të gjitha anët, duke u kthyer në kafe në mënyrë të barabartë. Transferoni këmbët e gjelit

të detit në një pjatë; përsërisni me 2 këmbët e mbetura të gjelit të detit. Le menjane.

2. Shtoni në tigan piper, hudhër, farat e koprës dhe farat e specit. Gatuani dhe përzieni mbi nxehtësinë mesatare për 1 deri në 2 minuta ose derisa të ketë aromë. Hidhni lëngun e kockave të pulës, rozmarinën, trumzën dhe gjethen e dafinës. Lëreni të vlojë, duke e trazuar për të grirë copa të skuqura nga fundi i tiganit. Hiqeni tiganin nga zjarri dhe lëreni mënjanë.

3. Në një furrë holandeze shumë të madhe me kapak të ngushtë, kombinoni qepët, karotat, rrepat, majdanozët dhe rrënjën e selinos. Shtoni lëngun nga tigani; hedh në pallto. Shtypni këmbët e gjelit të detit në përzierjen e perimeve. Mbulojeni me kapak.

4. Piqni rreth 1 orë e 45 minuta ose derisa perimet të zbuten dhe gjeli i detit të jetë gatuar. Shërbejini këmbët dhe perimet e gjelit të detit në enë të mëdha të cekëta. Hidhni lëngjet nga tigani sipër.

*Këshillë: Për të mavijosur farat e specit dhe koprës, vendosni farat në një dërrasë prerëse. Duke përdorur një anë të sheshtë të thikës së kuzhinierit, shtypni për të shtypur lehtë farat.

**Këshillë: Pritini çdo pjesë të madhe nga majat e majdanozit.

BUKË MISHI ME GJEL DETI ME KETCHUP QEPË TË KARAMELIZUAR DHE LAKËR TË PJEKUR

PERGATITJE:15 minuta gatim: 30 minuta pjekje: 1 orë 10 minuta qëndrim: 5 minuta përgatit: 4 racione

BUKA KLASIKE E MISHIT ME MAJË KETCHUP ËSHTË PADYSHIMNË MENYNË PALEO KUR KETCHUP (SHIH<u>RECETË</u>) ËSHTË PA KRIPË DHE SHEQERNA TË SHTUARA. KËTU KETCHUP-I PËRZIHET SË BASHKU ME QEPËT E KARAMELIZUARA, TË CILAT GRUMBULLOHEN SIPËR PETËS SË MISHIT PARA SE TË PIQEN.

1½ paund gjeldeti i bluar
2 vezë të rrahura lehtë
½ filxhan vakt bajame
⅓ filxhan majdanoz i freskët i prerë
¼ filxhan qepë të prera hollë (2)
1 lugë gjelle sherebelë e freskët e prerë ose 1 lugë çaji sherebelë e thatë, e grimcuar
1 lugë gjelle trumzë e freskët e prerë ose 1 lugë çaji trumzë e thatë, e grimcuar
¼ lugë çaji piper i zi
2 luge vaj ulliri
2 qepë të ëmbla, të përgjysmuara dhe të prera hollë
1 filxhan Paleo Ketchup (shih<u>recetë</u>)
1 lakër me kokë të vogël, të përgjysmuar, me bërthama dhe të prerë në 8 copa
½ deri në 1 lugë çaji piper i kuq i grimcuar

1. Ngrohni furrën në 350°F. Vini një tavë të madhe me letër pergamene; le menjane. Në një tas të madh kombinoni gjelin e bluar, vezët, miellin e bajameve, majdanozin, qepën, sherebelën, trumzën dhe piperin e zi. Në tavën e përgatitur formoni përzierjen e gjelit të detit në një petë 8×4 inç. Piqeni për 30 minuta.

2. Ndërkohë, për ketchup-in me qepë të karamelizuar, në një tigan të madh ngrohni 1 lugë gjelle vaj ulliri në zjarr mesatar. Shtoni qepë; gatuajini rreth 5 minuta ose derisa qepët të fillojnë të skuqen, duke i përzier shpesh. Ulni nxehtësinë në mesatare-të ulët; gatuajeni për rreth 25 minuta ose derisa të marrë ngjyrë të artë dhe shumë të butë, duke e përzier herë pas here. Hiqeni nga nxehtësia; përzieni me Paleo Ketchup.

3. Hidhni me lugë pak nga ketchup-i me qepë të karamelizuar mbi bukën e gjelit. Vendosni pykat e lakrës rreth bukës. Spërkatni lakrën me 1 lugë gjelle vaj ulliri të mbetur; spërkateni me piper të kuq të grimcuar. Piqni rreth 40 minuta ose derisa një termometër i leximit të menjëhershëm i futur në qendër të bukës të shënojë 165°F, duke e mbushur me ketchup shtesë me qepë të karamelizuar dhe duke i kthyer pykat e lakrës pas 20 minutash. Lëreni bukën e gjelit të qëndrojë për 5 deri në 10 minuta përpara se ta prisni në feta.

4. Shërbejeni bukën e gjelit të detit me copa lakër dhe çdo ketchup qepë të karamelizuar.

TURQIA POSOLE

PERGATITJE:20 minuta ziej: 8 minuta gatuaj: 16 minuta përgatit: 4 racione

MBUSHJET NË KËTË SUPË NGROHËSE, TË STILIT MEKSIKAN JANË MË SHUMË SE GARNITURAT. CILANTRO SHTON AROMË TË VEÇANTË, AVOKADO KONTRIBUON NË KREMOZITET - DHE PEPITAT E THEKURA OFROJNË NJË KRISJE TË KËNDSHME.

8 domate të freskëta

1¼ deri në 1½ paund gjeldeti i bluar

1 spec i kuq i ëmbël, i prerë me fara dhe i prerë në shirita të hollë si një kafshatë

½ filxhan qepë të copëtuar (1 mesatare)

6 thelpinj hudhër, të grira (1 lugë gjelle)

1 lugë gjelle erëza meksikane (shih<u>recetë</u>)

2 gota lëng mishi pule (shih<u>recetë</u>) ose lëng pule pa kripë

1 14,5 ons domate të pjekura në zjarr pa kripë, të pa kulluara

1 spec jalapeño ose serrano chile, i prerë dhe i grirë (shih<u>bakshish</u>)

1 avokado mesatare, të përgjysmuar, të qëruar, me fara dhe të prera hollë

¼ filxhan pepita pa kripë, të thekura (shih<u>bakshish</u>)

¼ filxhan cilantro e freskët e prerë

Pykat e gëlqeres

1. Ngrohni broilerin. Hiqni lëvozhgat e domatileve dhe hidhni. Lani domatiljet dhe pritini në gjysmë. Vendosni gjysmat e domates në raftin e pa ngrohur të një tigani për pulat. Ziejini 4 deri në 5 inç nga zjarri për 8 deri në 10 minuta ose derisa të karbonizohen lehtë, duke e kthyer një herë në gjysmë të zierjes. Ftoheni pak në tigan mbi një raft teli.

2. Ndërkohë, në një tigan të madh gatuajmë gjelin e detit, piperin e ëmbël dhe qepën mbi nxehtësinë mesatare në të lartë për 5 deri në 10 minuta ose derisa gjeli i detit të skuqet dhe perimet të jenë të buta, duke i trazuar me një

lugë druri për të copëtuar mishin ndërsa gatuhet. Kullojeni yndyrën nëse është e nevojshme. Shtoni hudhrat dhe erëzat meksikane. Gatuani dhe përzieni edhe 1 minutë.

3. Në një blender përzieni rreth dy të tretat e domatileve të djegura dhe 1 filxhan lëngun e kockave të pulës. Mbulojeni dhe përzieni derisa të jetë e qetë. Shtoni në përzierjen e gjelit të detit në tigan. Përzieni 1 filxhan lëngun e mbetur të kockave të pulës, domatet e pakulluara dhe specin djegës. Pritini trashë domatiljet e mbetura; shtoni në përzierjen e gjelit të detit. Sillni në valë; zvogëloni nxehtësinë. Mbulojeni dhe ziejini për 10 minuta.

4. Për ta shërbyer, hidhni supën në tasa të cekëta për servirje. Sipër shtoni avokado, pepita dhe cilantro. Kaloni copat e gëlqeres për t'i shtrydhur mbi supë.

LËNG KOCKASH PULE

PERGATITJE:15 minuta pjekje: 30 minuta gatim: 4 orë ftohje: gjatë natës bën: rreth 10 gota

PËR SHIJEN MË TË FRESKËT, MË TË MIRË DHE MË TË LARTËPËRMBAJTJA E LËNDËVE USHQYESE - PËRDORNI LËNGUN E PULËS TË BËRË NË SHTËPI NË RECETAT TUAJA. (AI GJITHASHTU NUK PËRMBAN KRIPË, KONSERVUES OSE ADITIVË.) PJEKJA E KOCKAVE PËRPARA SE TË ZIEJË RRIT SHIJEN. NDËRSA GATUHEN NGADALË NË LËNG, KOCKAT MBUSHIN LËNGUN ME MINERALE SI KALCIUMI, FOSFORI, MAGNEZI DHE KALIUMI. VARIACIONI I SOBËS SË NGADALTË MË POSHTË E BËN VEÇANËRISHT TË LEHTË PËR T'U BËRË. NGRIJENI NË ENË ME 2 DHE 4 FILXHANË DHE SHKRINI VETËM ATË QË JU NEVOJITET.

- 2 paund krahë pule dhe të pasme
- 4 karota, të grira
- 2 presh të mëdhenj, vetëm pjesë të bardha dhe jeshile të zbehtë, të prera hollë
- 2 kërcell selino me gjethe, të grira trashë
- 1 majdanoz, i grirë trashë
- 6 degëza të mëdha majdanoz italian (me gjethe të sheshta).
- 6 degë trumzë të freskët
- 4 thelpinj hudhër, të përgjysmuar
- 2 lugë çaji kokrra piper të zi të plotë
- 2 karafil të tërë
- Ujë të ftohtë

1. Ngrohni furrën në 425°F. Vendosni krahët dhe të pasmet e pulës në një fletë të madhe pjekjeje; piqni për 30 deri në 35 minuta ose derisa të skuqet mirë.

2. Transferoni copat e skuqura të pulës dhe çdo pjesë të skuqur të grumbulluar në fletën e pjekjes në një tenxhere

të madhe. Shtoni karotat, preshin, selinon, majdanozin, majdanozin, trumzën, hudhrën, kokrrat e piperit dhe karafilin. Shtoni mjaft ujë të ftohtë (rreth 12 gota) në një tenxhere të madhe për të mbuluar pulën dhe perimet. Lëreni të ziejë mbi nxehtësinë mesatare; rregulloni nxehtësinë për të mbajtur lëngun në zjarr të ulët, me flluska që thjesht thyejnë sipërfaqen. Mbulojeni dhe ziejini për 4 orë.

3. Kullojeni lëngun e nxehtë përmes një kullese të madhe të veshur me dy shtresa napë të lagur 100% pambuk. Hidhni lëndët e ngurta. Mbulojeni supën dhe ftohuni gjatë natës. Para përdorimit, hiqni shtresën yndyrore nga sipër lëngut dhe hidheni.

Këshillë: Për të sqaruar lëngun (opsionale), në një tas të vogël përzieni 1 të bardhë veze, 1 lëvozhgë veze të grimcuar dhe ¼ filxhan ujë të ftohtë. Përziejeni përzierjen në lëngun e kulluar në tenxhere. Kthehuni në zierje. Hiqeni nga nxehtësia; lëreni të qëndrojë për 5 minuta. Kullojeni supën e nxehtë përmes një kullesë të veshur me një shtresë të freskët të dyfishtë prej 100% leckë pambuku. Ftoheni dhe hiqni yndyrën përpara përdorimit.

Udhëzime për tenxhere të ngadaltë: Përgatiteni sipas udhëzimeve, përveçse në Hapin 2 vendosni përbërësit në një tenxhere të ngadaltë 5 deri në 6 litra. Mbulojeni dhe gatuajeni në temperaturë të ulët për 12 deri në 14 orë. Vazhdoni siç udhëzohet në hapin 3. Bëjnë rreth 10 filxhanë.

SALLATË LAKRA JESHILE ME BORONICA DHE PANXHAR TË PJEKUR

PERGATITJE:25 minuta pjekje: 30 minuta bën: 4 racioneFOTO

KJO SALLATË ËSHTË NJË FUQI USHQYESE.ME PANXHAR, LAKËR JESHILE DHE BORONICA, ËSHTË I NGARKUAR ME ANTIOKSIDANTË, HEKUR, KALCIUM, VITAMINA, MINERALE DHE KOMPONIME ANTI-INFLAMATORE. AJO KONVERTOHET LEHTËSISHT NGA NJË ANË NË NJË PJATË KRYESORE - THJESHT SHTONI 4 ONS SALMON TË GATUAR, PULË, MISH DERRI OSE VIÇI NË ÇDO SALLATË.

- 3 panxhar mesatar (rreth 12 ons gjithsej), të prera, të qëruara dhe të prera në katërsh
- 1 luge vaj ulliri
- 1 qepë e vogël, e prerë në feta të holla
- 6 lugë uthull balsamike
- 6 lugë vaj ulliri ose vaj liri
- ½ lugë çaji rozmarinë e freskët ose trumzë e prerë
- 3 filxhanë marule rome të freskëta të grisura
- 2 gota lakër jeshile të freskët të grisur
- ½ filxhan boronica të freskëta
- ¼ filxhan lajthi, të thekura dhe të grira trashë*

1. Ngrohni furrën në 425°F. Në një tavë pjekjeje 15×10×1 inç hidhni copat e panxharit me 1 lugë gjelle vaj ulliri. Mbulojeni me petë. Pjekim për 10 minuta. Hiqni fletë

metalike; shtoni qepët, duke i hedhur për t'u kombinuar. Pjekim, pa mbuluar, rreth 20 minuta më shumë ose derisa panxhari dhe qepa të zbuten.

2. Për dressing, në një blender bashkoni 2 nga pykat e panxharit të pjekur, uthullën, 6 lugë vaj ulliri dhe rozmarinën. Mbulojeni dhe përzieni derisa të jenë shumë të lëmuara, duke gërvishtur anët e tasit sipas nevojës.

3. Ndani romaine dhe lakër jeshile në katër pjata për servirje. Hidhni sipër panxharin e pjekur dhe qepën e mbetur. Spërkateni në mënyrë të barabartë me salcë. I spërkasim me boronica dhe lajthi.

*Këshillë: Për të thekur lajthitë, ngrohni furrën në 350°F. Shtroni arrat në një shtresë të vetme në një tepsi të cekët. Piqni për 8 deri në 10 minuta ose derisa të skuqet lehtë, duke e trazuar një herë për të pjekur në mënyrë të barabartë. Ftoheni pak arrat. Vendosni arrat e ngrohta në një peshqir të pastër kuzhine; fërkojeni me peshqir për të hequr lëkurat e lirshme.

SUPË E PJEKUR ME KARROTA DHE PARSNIP ME ARRË GARAM MASALA "CROUTONS"

PERGATITJE:30 minuta pjekje: 30 minuta gatim: 10 minuta përgatit: 8 racione

NËSE KAROTAT TUAJA JANË TË HOLLA DHE TË FRESKËTADHE LËKURA ËSHTË RELATIVISHT E HOLLË, ME TË VËRTETË NUK KA NEVOJË T'I QËRONI. NJË PASTRIM I FUQISHËM ME NJË FURÇË PERIMESH ËSHTË GJITHÇKA QË NEVOJITET. SIDO QË TË JETË, JU PO MERRNI LËNDË USHQYESE TË VLEFSHME SI BETA-KAROTENI.

- Vaj ulliri
- 1½ kile karota, të qëruara, nëse dëshironi, dhe të prera në copa 1½ inç
- 1½ kile majdanoz, të qëruar dhe të prerë në copa 1½ inç
- 2 mollë Granny Smith, të qëruara dhe të prera në copa 1½ inç
- 2 qepë të verdha, të prera në copa 1½ inç
- 2 luge vaj ulliri
- 1 lugë çaji pluhur kerri
- ¼ lugë çaji piper i zi
- 1 lugë gjelle xhenxhefil të freskët të grirë
- 6 filxhanë lëng mishi pule (shih recetë), ose lëng pule pa kripë
- 1 lugë çaji qimnon i bluar

Lëng kockash pule, lëng pule pa kripë, ujë ose qumësht kokosi pa sheqer (opsionale)

Garam Masala Nut "Croutons" (shih recetën, djathtas)

1. Ngroheni furrën në 400°F. Lyejeni me vaj ulliri një fletë pjekjeje shumë të madhe me buzë. Në një tas shumë të madh kombinoni karotat, majdanozët, mollët dhe qepët. Në një tas të vogël kombinoni 2 lugë vaj ulliri, ½ lugë çaji pluhur kerri dhe piper. Hidhni mbi perime dhe mollë; hedh në pallto. Përhapeni perimet dhe mollët në një shtresë të vetme në fletën e përgatitur të pjekjes. Pjekim për 30 deri në 40 minuta ose derisa perimet dhe mollët të jenë shumë të buta.

2. Duke punuar në tre tufa, vendosni një të tretën e përzierjes së perimeve-mollës dhe të gjithë xhenxhefilin në një përpunues ushqimi ose blender; shtoni 2 gota me lëngun e kockave të pulës. Mbulojeni dhe përpunoni derisa të jetë e qetë; transferojeni në një tenxhere të madhe. Përsëriteni me përzierjen e mbetur të perimeve-mollës dhe 4 gota të tjera lëng mishi. Shtoni ½ lugë çaji të mbetur pluhur kari dhe qimnon në përzierjen e pure. Sillni në valë; zvogëloni nxehtësinë. Ziej, pa mbuluar, për 10 minuta që të shkrihen shijet. Nëse supa është shumë e trashë, holloni me supë shtesë, ujë ose qumësht kokosi. Zbukuroni çdo shërbim me 1 lugë gjelle arrë Garam Masala "Croutons".

Garam Masala Nut "Croutons": Ngrohni furrën në 300°F. Lyejeni lehtë një fletë pjekjeje të rrethuar me vaj ulliri. Në një tas mesatar përzieni së bashku 1 të bardhë veze, ½ lugë çaji vanilje, ½ lugë çaji garam masala ose erëza byreku me mollë dhe një majë piper kajene. Përzieni 1 filxhan bajame të prera në feta. Përhapeni në tavën e përgatitur. Piqni për 15 deri në 25 minuta ose derisa arrat të marrin ngjyrë të artë, duke i trazuar çdo 5 minuta. Ftoheni plotësisht. Thyeni çdo pjesë të madhe. Ruajeni në një enë të mbuluar deri në 1 javë. Bën 1 filxhan.

SUPË KREMOZE ME RRËNJË SELINO ME VAJ BARISHTE

PERGATITJE:15 minuta gatim: 30 minuta bën: 4 racione FOTO

RRËNJA E THJESHTË E SELINO - NGANJËHERË QUHET SELINO - ËSHTË I ÇUDITSHËM DHE I ÇUDITSHËM DHE SINQERISHT DUKET PAK I SHOKUAR. POR POSHTË LËVOZHGËS SË DRURIT ËSHTË NJË RRËNJË E FRESKËT, ME AROMË ARRA, E CILA - KUR GATUHET ME LËNG PULE DHE BËHET PURE - BËN NJË SUPË KREMOZE, ME SHIJE TË PASTËR DHE TË MËNDAFSHTË. NJË SASI E VOGËL E VAJIT TË ULLIRIT E PËRMIRËSON, POR NUK E MPOSHT SHIJEN E TIJ TË KËNDSHME.

- 1 luge vaj ulliri
- 1 presh, i prerë në feta (vetëm pjesët e bardha dhe jeshile të lehta)
- 4 filxhanë lëng mishi pule (shih recetë) ose lëng pule pa kripë
- ½ e një rrënjë selino të mesme (rreth 10 ons), e qëruar dhe e prerë në kube 1 inç
- ½ e një lulelakër kokë, me bërthamë dhe të copëtuar në lule
- ¼ filxhan majdanoz italian (me gjethe të sheshta).
- ¼ filxhani gjethe borziloku të mbushura
- ¼ filxhan vaj ulliri
- 1 lugë gjelle lëng limoni të freskët
- ¼ lugë çaji piper i zi

1. Në një tenxhere të madhe ngrohni 1 lugë vaj ulliri në zjarr mesatar. Shtoni presh; gatuajeni për 4 deri në 5 minuta ose derisa të zbuten. Shtoni lëngun e kockave të pulës, rrënjën e selinos dhe lulelakrën. Sillni në valë; zvogëloni nxehtësinë. Mbulojeni dhe ziejini për 20 deri në 25 minuta ose derisa perimet të zbuten. Hiqeni nga nxehtësia; ftohet pak.

2. Ndërkohë, për vajin e bimëve, në një procesor ushqimi ose blender bashkoni majdanozin, borzilokun dhe ¼ filxhani vaj ulliri. Mbulojeni dhe përpunoni ose përzieni derisa të kombinohen mirë dhe barishtet të jenë në copa shumë të vogla. Hidhni vajin përmes një sitë me rrjetë të imët në një tas të vogël, duke shtypur barishtet me anën e pasme të një luge për të nxjerrë sa më shumë vaj. Hidhni barishte; lini mënjanë vajin e barit.

3. Kaloni gjysmën e përzierjes me rrënjë selino në procesorin e ushqimit ose blenderin. Mbulojeni dhe përpunoni ose përzieni derisa të jetë e qetë. Hidheni në një tas të madh. Përsëriteni me përzierjen e mbetur të rrënjëve të selino. Kthejeni të gjithë përzierjen përsëri në tenxhere. Përzieni lëngun e limonit dhe piperin; ngrohje përmes.

4. Hidheni supën në tasa. Spërkateni me vaj barishte.

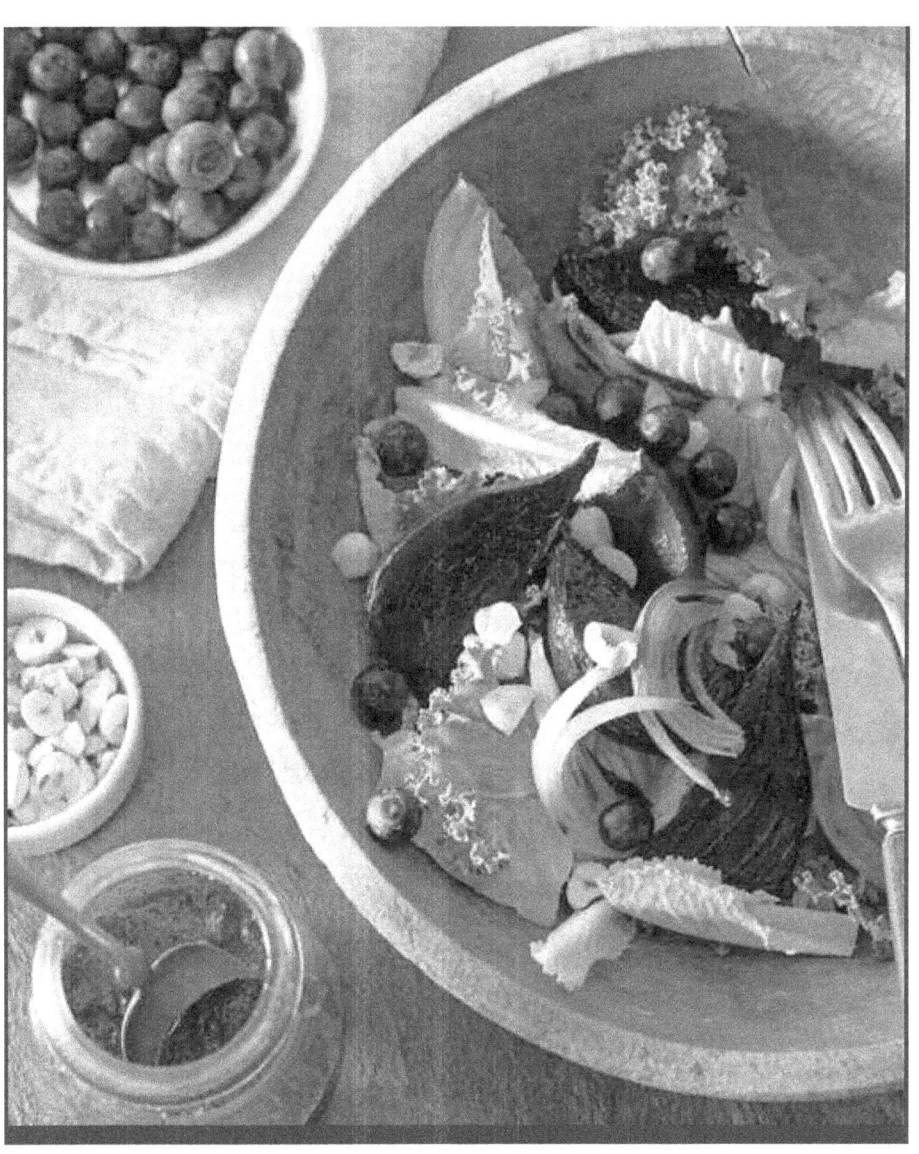

SALLATË ME KUNGUJ DELIKATE DHE SPINAQ TË PJEKUR

PERGATITJE: 15 minuta pjekje: 12 minuta bën: 4 racione

EDHE PSE KUNGULLI DELICATA I PËRKET TË NJËJTËS SPECIESI KUNGULLI VEROR - SI KUNGULL I NJOMË DHE KUNGULLI I VERDHË - ËSHTË NË TË VËRTETË NJË KUNGULL DIMËROR. LËKURA E SAJ E VERDHË E ZBEHTË THEKSOHET NGA VIJA TË BUKURA JESHILE. MISHI I VERDHË I BUTË KA SHIJE PAKSA SI NJË KRYQËZIM MIDIS PATATEVE TË ËMBLA DHE KUNGUJVE TË GJALPIT. KUR GATUHET, LËKURA E HOLLË MEZI DALLOHET, KËSHTU QË NUK KA NEVOJË TA QËRONI.

- 3 kunguj delicata (rreth 2 paund gjithsej)
- 2 tufa qepë, të prera në copa 1 inç
- 2 luge vaj ulliri
- ⅛ lugë çaji piper i zi
- 1 lugë gjelle erëza limoni-barishte (shih recetë)
- 8 ons spinaq të freskët për fëmijë
- ⅓ filxhan pepita të thekura (farat e kungullit)
- ½ filxhan Vinegrette me hudhër të pjekur (shih recetë)

1. Ngrohni furrën në 450°F. Pritini kungullin në gjysmë për së gjati, hiqni farat dhe priteni në copa ¼ inç të trasha. Në një tas të madh kombinoni kungullin, qepën, vajin e ullirit,

piperin dhe erëzat e limonit; hedh në pallto. Përhapeni përzierjen e kungujve në një tavë të madhe pjekjeje. Pjekim rreth 12 minuta ose derisa të zbuten dhe të skuqen lehtë, duke e trazuar një herë. Ftoheni për 2 minuta.

2. Në një tas shumë të madh kombinoni përzierjen e kungujve të pjekur, spinaqin dhe farat e kungujve. Spërkatni sallatën me vinegrette me hudhër të pjekur. Përziejini butësisht për të veshur.

SALLATË KROKANTE ME BROKOLI

PERGATITJE:15 minuta ftohje: 1 orë bën: 4 deri në 6 racione

KJO I NGJAN NJË SALLATE SHUMË TË NJOHUR ME BROKOLI QË SHFAQET NË BARBEKJU VERORE DHE POTLUCKS-DHE ZHDUKET PO AQ SHPEJT. KY VERSION ËSHTË PALEO I PASTËR. TË GJITHË ELEMENTËT JANË ATY - KROKANTE, KREMOZ DHE I ËMBËL - POR NUK KA SHEQER TË PËRPUNUAR NË SALCË DHE TYMI VJEN NGA ERËZA E TYMOSUR PA KRIPË NË VEND TË PROSHUTËS, E CILA ËSHTË E MBUSHUR ME NATRIUM.

¾ filxhan Paleo Mayo (shih recetë)

1½ lugë çaji Erëza e tymosur (shih recetë)

3 lugë çaji lëvore portokalli të grira imët

5 lugë çaji lëng portokalli të freskët

5 lugë çaji uthull vere të bardhë

1 tufë brokoli, e prerë në lule të vogla (rreth 5 gota)

⅓ filxhan rrush pa sulfur

¼ filxhan qepë të kuqe të copëtuar

¼ filxhan fara luledielli të pjekura pa kripë ose bajame të prera në feta

1. Për salcë, në një tas të vogël përzieni së bashku Paleo Mayo, Smoky Seasoning, lëkurën e portokallit, lëngun e portokallit dhe uthullën; le menjane.

2. Në një tas të madh hidhni së bashku brokolin, rrushin e thatë, qepën dhe farat e luledillit. Hidh dressing mbi

përzierje brokoli; përzieni mirë për t'u kombinuar. Mbulojeni dhe vendoseni në frigorifer për të paktën 1 orë përpara se ta shërbeni.

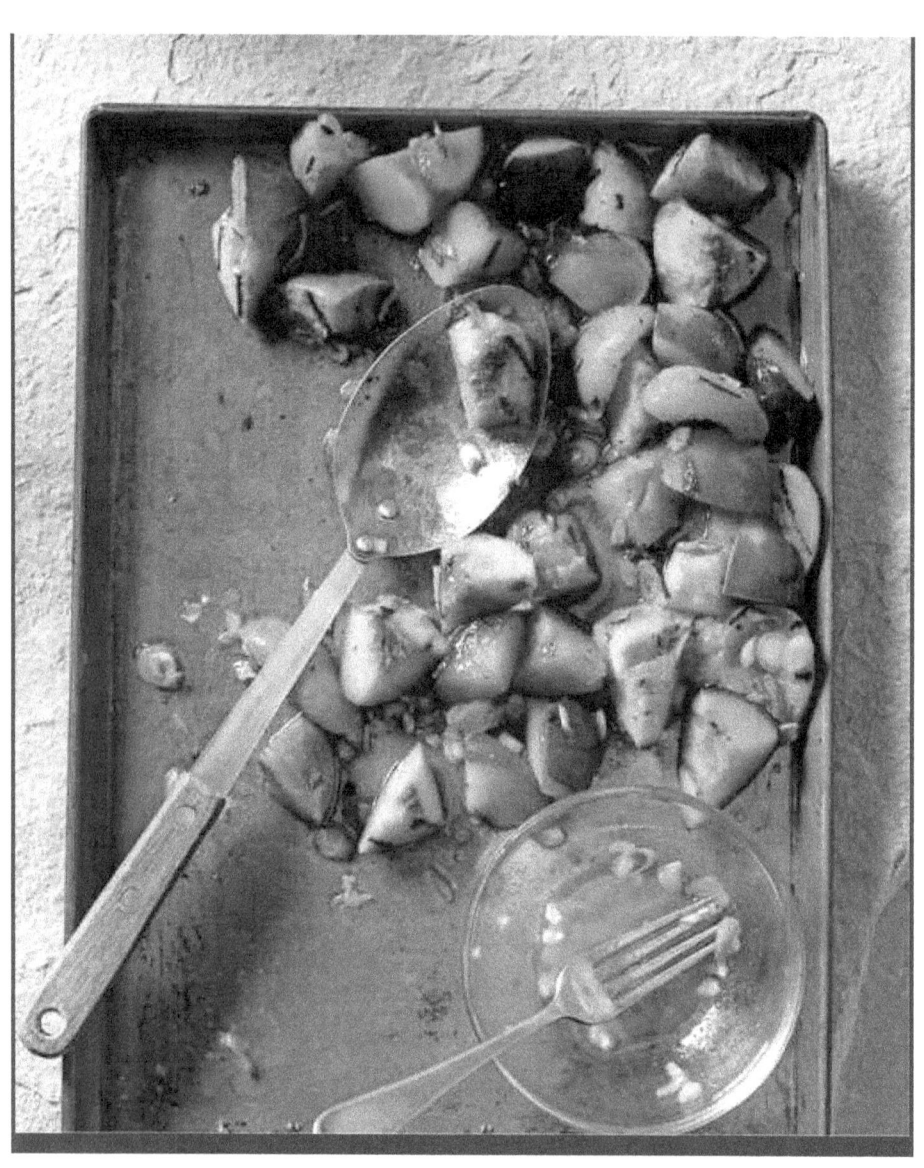

SALLATË FRUTASH TË PJEKURA NË SKARË ME VINAIGRETTE ME QEPË

PERGATITJE:15 minuta skarë: 6 minuta ftohtë: 30 minuta bën: 6 racione<u>FOTO</u>

NË KRIJIMIN E SHIJES INTERESANTE, JANË GJËRAT E VOGLAQË NUMËROJNË. VINEGRETTE ME QEPË PËR KËTË SALLATË ME FRUTA ME GURË ËSHTË BËRË ME VAJ ULLIRI, KAJENË, QEPË DHE LËNG MANDARINE QË PIQET NË SKARË PËRPARA SE TË SHTRYDHET - GJË QË I JEP ASAJ NJË NUANCË TYMI DHE INTENSIFIKON SHIJEN E MANDARINËS.

- 2 pjeshkë të përgjysmuara për së gjati dhe pa gropa
- 2 kumbulla, të përgjysmuara për së gjati dhe pa kokrra
- 3 kajsi, të përgjysmuara për së gjati dhe pa kore
- 1 mandarinë ose portokall të përgjysmuar në mënyrë tërthore
- ½ lugë çaji piper i zi
- ½ lugë çaji paprika
- 3 deri në 4 lugë vaj ulliri
- 2 qepë, të prera hollë
- ¼ deri në ½ lugë çaji piper kajen ose paprika

1. Në një tepsi të madhe vendosini pjeshkët, kumbullat, kajsitë dhe mandarinën, anët e prera lart. Spërkateni me piper të zi dhe ½ lugë çaji paprika. Spërkateni me 1 deri në 2 lugë vaj ulliri, duke i lyer frutat në mënyrë të barabartë.

2. Për një skarë me qymyr ose gaz, vendosni frutat, anët e prera poshtë, në një raft për skarë direkt mbi nxehtësinë mesatare. Mbulojeni dhe piqeni në skarë për 6 minuta ose derisa të karbonizohet dhe të zbutet pak, duke e kthyer një herë në gjysmë të pjekjes. Lërini frutat të ftohen derisa të trajtohen lehtë. Pritini në mënyrë të trashë pjeshkët, kumbullat dhe kajsitë; le menjane.

3. Për salcë, shtrydhni lëngun e gjysmave të mandarinës në një tas të vogël (fshini farat). Lëngut të mandarinës i shtoni qepët, 2 lugët e mbetura vaj ulliri dhe piper kajen; rrihni për t'u kombinuar. Pak para se ta shërbeni, hidhni frutat e pjekura në skarë me salcën.

LULELAKËR CURRY CRUNCHY

FILLIMI PËR TË PËRFUNDUAR:30 minuta bën: 8 deri në 10 racione

E BËRË NGA LULELAKËR E PAPËRPUNUAR,KJO ËSHTË NJË PJATË E SHKËLQYESHME PËR T'U SJELLË NË GJENDJE TË MIRË. ËSHTË I LIRË, PRODHON NJË NUMËR BUJARE RACIONESH DHE NJERËZIT ENTUZIAZMOHEN ME TË (NE E DIMË KËTË NGA TESTIMI I RECETAVE TONA). EDHE MË MIRË, MUND TË BËHET DERI NË NJË DITË PËRPARA. THJESHT MBANI NË PËRZIERJEN E CILANTROS, PEPITAS DHE RRUSHIT TË THATË DERI PARA SE TA SHËRBENI.

1 kokë lulelakër (rreth 2 paund)*

⅓ filxhan vaj ulliri

⅓ filxhan lëng limoni të freskët (nga 2 limonë)

⅓ filxhan shallot të grirë

1 lugë gjelle pluhur kari të verdhë

1 lugë çaji fara qimnoni, të thekura (shih<u>bakshish</u>)

½ filxhan cilantro e freskët e prerë

½ filxhan pepita (farat e kungullit) ose bajame të prera në feta, të thekura (shih<u>bakshish</u>)

½ filxhan rrush i artë i pasulfuruar

1. Hiqni gjethet e jashtme nga lulelakra dhe prisni kërcellin. Vendoseni me anën e kërcellit poshtë, në një dërrasë prerëse. Pritini shumë hollë, duke e prerë nga lart poshtë. (Disa nga copat do të shkërmoqen.) Vendosni lulelakrën

në një tas të madh përzierjeje; copëtoni çdo pjesë të madhe. (Duhet të keni rreth 6 gota lulelakër.)

2. Në një tas të vogël përziejeni vajin e ullirit, lëngun e limonit, qepujt, pluhurin e kerit dhe farat e qimnonit. Hidheni përzierjen mbi lulelakrën; hedh në pallto. Lëreni të qëndrojë për 10 deri në 15 minuta, duke e përzier herë pas here.

3. Pak para se ta shërbeni, përzieni cilantro, pepita dhe rrush të thatë.

*Shënim: lulelakra Romanesco mund të përdoret këtu, megjithëse nuk është aq e disponueshme sa lulelakra konvencionale.

Udhëzime për përgatitjen përpara: Përgatitni sallatën në Hapin 2. Mbulojeni dhe ftoheni deri në 24 orë, duke e përzier herë pas here. Pak përpara se ta shërbeni, përzieni cilantro, pepita dhe rrush të thatë.

SALLATË NEOKLASIKE WALDORF

PERGATITJE:20 minuta ftohje: 1 orë bën: 4 deri në 6 racione

SALLATA KLASIKE WALDORF U KRIJUA NË HOTELIN WALDORF ASTORIANË NJU JORK. NË FORMËN E TIJ MË TË PASTËR ËSHTË NJË KOMBINIM I MOLLËVE, SELINOS DHE MAJONEZËS. ARRA - DHE NGANJËHERË RRUSH I THATË - U SHTUAN MË VONË. KY VERSION I FRESKUAR ËSHTË BËRË ME DARDHA DHE DARDHA AZIATIKE - TË CILAT KANË NJË STRUKTURË TË NGJASHME ME MOLLËT - DHE ZBUKURUAR ME QERSHI TË THATA, BARISHTE DHE PEKAN TË THEKUR.

- 2 dardha të pjekura të forta (të tilla si Bosc ose Anjou), të prera dhe të prera në kubikë
- 2 dardha aziatike të prera dhe të prera në kubikë
- 2 lugë gjelle lëng limoni
- 2 kërcell selino të prera në feta
- ¾ filxhan qershi ose boronicë të thata pa sheqer
- 1 lugë gjelle tarragon i freskët i prerë
- 1 lugë gjelle majdanoz i freskët italian (me gjethe të sheshta).
- ¼ filxhan krem shqeme (shih recetë)
- 2 lugë gjelle Paleo Mayo (shih recetë)
- ½ filxhan pekan të thekur të copëtuar (shih bakshish)

1. Në një tas të madh përzierjeje hidhni dardhat dhe dardhat aziatike me lëngun e limonit, selinon, qershitë dhe barishtet për t'i kombinuar.

2. Në një tas të vogël rrihni së bashku kremin e shqeme dhe Paleo Mayo; derdhni mbi përzierjen e dardhës dhe përzieni butësisht për tu veshur. Lëreni në frigorifer për 1 orë në mënyrë që shijet të përzihen. Spërkateni sallatën me pekan para se ta shërbeni.

ZEMRA ROMAINE TË PJEKURA NË SKARË ME VESHJE TË PERËNDESHËS JESHILE TË BORZILOKUT

PERGATITJE:15 minuta skarë: 6 minuta bën: 6 racione<u>FOTO</u>

KJO ËSHTË NJË SALLATË BIFTEKU ME THIKË DHE PIRUN. ZEMRAT ROME JANË MJAFT TË FORTA PËR T'I BËRË BALLË PJEKJES NË SKARË DHE KOMBINIMI I SALCËS SË FRESKËT, TË DJEGUR LEHTË DHE SALCËS ME BARISHTE KREMOZE ËSHTË THJESHT I JASHTËZAKONSHËM. ËSHTË SHOQËRUESI I PËRSOSUR I NJË BIFTEK TË PJEKUR NË SKARË.

- ½ filxhan Paleo Mayo (shih<u>recetë</u>)
- ½ filxhan borzilok i freskët i prerë
- ¼ filxhan majdanoz të freskët të grirë
- 2 lugë qepë të freskët të prerë
- 3 lugë vaj ulliri
- 2 lugë gjelle lëng limoni të freskët
- 1 lugë gjelle uthull vere të bardhë
- 3 zemra marule rome, të përgjysmuara për së gjati
- 1 filxhan domate rrush ose qershi, të përgjysmuar
- Piper i zi i plasaritur
- Borziloku i freskët i prerë (opsionale)

1. Për salcë, në një përpunues ushqimi ose blender kombinoni Paleo Mayo, ½ filxhan borziloku, majdanozin, qiqrat, 2 lugë vaj ulliri, lëngun e limonit dhe uthullën. Mbulojeni dhe përpunoni ose përzieni derisa të jetë e qetë dhe e gjelbër e lehtë. Mbulojeni dhe ftohuni derisa të jetë e nevojshme.

2. Hidhni 1 lugë gjelle vaj ulliri të mbetur mbi zemrat rome të përgjysmuara. Përdorni duart tuaja për të fërkuar vajin në mënyrë të barabartë në të gjitha anët.

3. Për një skarë me qymyr ose gaz, vendoseni romaine, anët e prera poshtë, në një raft për skarë direkt mbi nxehtësinë mesatare. Mbulojeni dhe piqni në skarë rreth 6 minuta ose derisa romaja të jetë djegur lehtë, duke e kthyer një herë në gjysmë të pjekjes.

4. Për t'u shërbyer, dressing lugë mbi romaine pjekur në skarë. Sipër shtoni domate qershi, piper të grirë dhe, nëse dëshironi, borzilok shtesë të grirë.

SALLATË ME RUKOLA DHE BARISHTE ME VEZË TË ZIERA

FILLIMI PËR TË PËRFUNDUAR: 20 minuta bën: 4 racione FOTO

UTHULLA E SHTUAR NË UJIN E GJUETISË PA LEJESEPSE VEZËT NDIHMON QË SKAJET E TË BARDHAVE TË MPIKSEN SHPEJT NË MËNYRË QË TË MBAJNË MË MIRË FORMËN E TYRE GJATË GATIMIT.

6 gota rukola

2 lugë tarragon të freskët të prerë

2 lugë çaji trumzë të freskët të prerë

3 deri në 4 lugë gjelle Vinegrette klasike franceze (shih recetë)

1 filxhan domate rrushi ose qershi të prerë në katër pjesë

3 rrepka të mëdha

4 gota ujë

1 lugë gjelle uthull musht

4 vezë

Piper i zi i plasaritur

1. Për sallatë, në një tas të madh sallate kombinoni rukolën, tarragonin dhe trumzën. Spërkateni me 2 deri në 3 lugë gjelle vinaigrette klasike franceze; hedh në pallto. Ndani sallatën në katër pjata për servirje. Sipër me domate; lërini mënjanë sallatat.

2. Hiqni dhe hidhni majat dhe rrënjët e rrepkës; grijini rrepkat. Lërini mënjanë rrepkat.

3. Në një tigan të madh bashkojmë ujin dhe uthullën. Lëreni të vlojë. Ulni nxehtësinë në zierje (flluska të vogla do të thyejnë sipërfaqen). Thyejeni një vezë në një filxhan kremi dhe rrëshqiteni butësisht në përzierjen e ujit. Përsëriteni me vezët e mbetura, duke i ndarë në mënyrë që të mos preken. Ziej, pa mbuluar, rreth 3 minuta ose derisa të bardhat të jenë vendosur dhe të verdhat sapo të kenë filluar të trashen. Hiqni çdo vezë me një lugë të prerë dhe vendoseni sipër një sallate. Spërkatni sallatat me 1 lugë gjelle vinegrette të mbetur. E zbukurojmë me rrepkë të grirë dhe e spërkasim me piper. Shërbejeni menjëherë.

SALLATË HEIRLOOM ME DOMATE DHE SHALQI ME PIPER ROZË

FILLIMI PËR TË PËRFUNDUAR:30 minuta bën: 6 racioneFOTO

KJO ËSHTË VERË NË NJË TAS- DOMATE ME LËNG TË PJEKUR DHE SHALQI. PËRDORIMI I NJË PËRZIERJE DOMATESH TË TRASHËGIMISË—ÇFARËDO QË PO RRITNI NË KOPSHTIN TUAJ, MERRNI NË KUTINË TUAJ CSA OSE BLINI NË TREGUN E FERMERËVE—DO TË BËJË NJË PREZANTIM TË BUKUR.

1 shalqi miniaturë pa fara (4 deri në 4½ paund)

4 domate të mëdha trashëgimie

¼ e një qepe të kuqe, të prerë në copa të holla letre

¼ filxhan gjethe menteje të freskëta të paketuara lirshëm

¼ filxhan byrynxhyk borziloku*

¼ filxhan vaj ulliri

2 lugë gjelle lëng limoni të freskët

1½ lugë çaji kokrra piper rozë

1. Hiqni lëkurën nga shalqiri; prerë pjepër në copa 1-inç. Domate me kërcell dhe bërthama; prerë në copa. Në një pjatë të madhe shërbimi ose në një tas të madh servirje kombinoni copat e shalqirit dhe copat e domates; hidhni për të kombinuar. Spërkateni me qepë, nenexhik dhe byrynxhyk me borzilok.

2. Për veshjen, në një kavanoz të vogël me kapak të ngushtë, kombinoni vajin e ullirit, lëngun e limonit dhe kokrrat e piperit. Mbulojeni dhe tundeni fort për t'u kombinuar. Hidhni sipër sallatën me domate-shalqi. Shërbejeni në temperaturë ambienti.

*Shënim: Për një byrynxhyk, vendosni gjethet e borzilokut njëra mbi tjetrën dhe rrotullojeni fort. Pritini rolet në feta të holla dhe më pas ndani borzilokun në shirita të hollë.

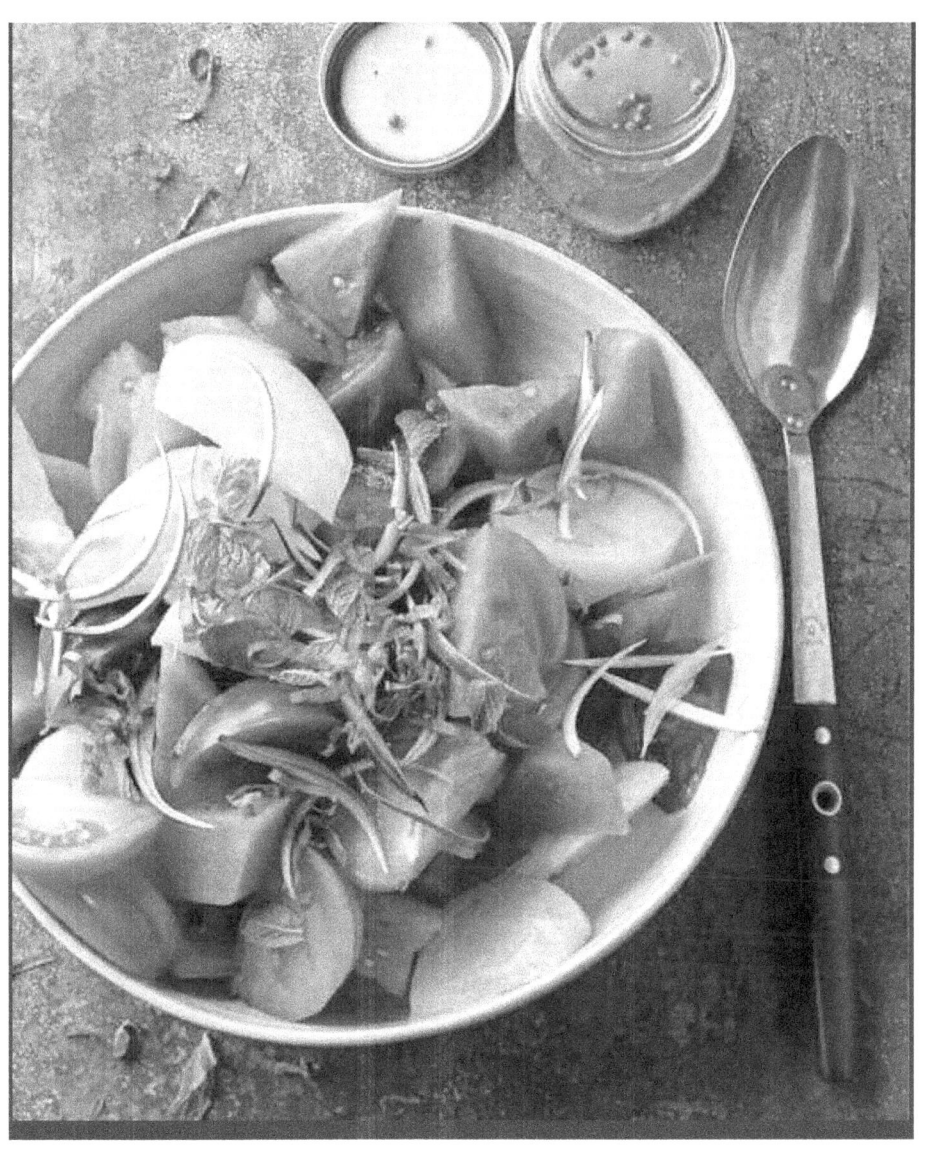

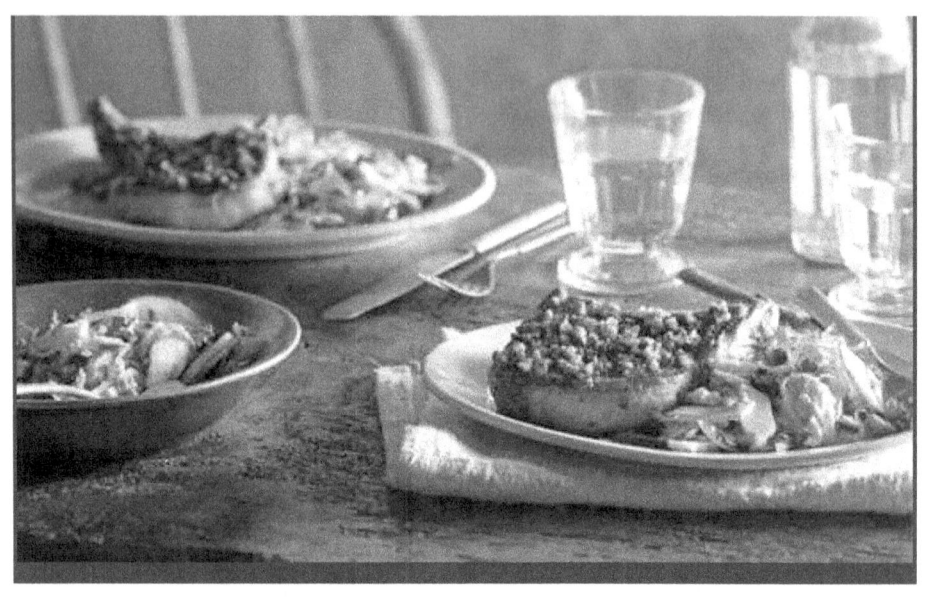

LAKRAT E BRUKSELIT DHE SALLATË ME MOLLË

PERGATITJE:Qëndrimi 10 minuta: 10 minuta bën: 6 racione<u>FOTO</u>

SHEGËT JANË NË STINË NË VJESHTË DHE DIMËR.FRUTIN MUND TA BLINI NË TËRËSI DHE T'I NXIRRNI FARAT. OSE KËRKONI VETËM FARAT - TË QUAJTURA GJITHASHTU ARIS - NË VASKË TË VEGJËL NË SEKSIONIN E PRODHIMEVE. NËSE SHEGËT NUK JANË NË STINËN E TYRE, KËRKONI FARA TË PAËMBËLSUARA TË THARA NË NGRIRJE PËR T'I SHTUAR THËRRMIMIN DHE NGJYRËN KËSAJ SALLATE.

- 12 ons lakrat e Brukselit, gjethet e prera dhe të zbardhura janë hequr
- 1 mollë Fuji ose Pink Lady, me bërthama dhe me katër pjesë
- ½ filxhan Vinaigrette me agrume të ndritshme (shih<u>recetë</u>)
- ⅓ filxhan kokrra shege
- ⅓ filxhan boronica të thata, rrush pa fara ose qershi pa sheqer
- ⅓ filxhan arra të copëtuara, të thekura (shih<u>bakshish</u>)

1. Pritini lakrat e Brukselit dhe mollën në një përpunues ushqimi të pajisur me një teh prerjeje.

2. Transferoni lakrat e Brukselit dhe mollën në një tas të madh përzierjeje. Spërkatni me vinaigrette agrume të ndritshme; hidhet për përzierje. Lëreni të qëndrojë për 10 minuta, duke e përzier herë pas here. Hidhni kokrrat e

shegës dhe boronicat. sipër me arra; shërbejeni menjëherë.

SALLATË E RRUAR ME LAKRAT E BRUKSELIT

FILLIMI PËR TË PËRFUNDUAR: 15 minuta bën: 6 racione

LIMONËT MEYER JANË NJË KRYQMES NJË LIMONI DHE NJË PORTOKALLI. ATA JANË MË TË VEGJËL SE LIMONËT E ZAKONSHËM DHE LËNGU I TYRE ËSHTË MË I ËMBËL DHE JO AQ ACID. ATO JANË BËRË SHUMË MË TË LEHTA PËR T'U GJETUR VITET E FUNDIT, POR NËSE NUK I GJENI, LIMONËT E ZAKONSHËM FUNKSIONOJNË MIRË.

1 kile lakër brukseli, gjethet e prera dhe të zbardhura hiqen

1 filxhan arra të grira trashë, të thekura (shih bakshish)

⅓ filxhan lëng limoni të freskët Meyer ose lëng limoni të rregullt

⅓ filxhan vaj arre ose vaj ulliri

1 thelpi hudhër, të grirë

¼ lugë çaji piper i zi i sapo bluar

1. Pritini në feta shumë të holla lakrat e Brukselit në një përpunues ushqimi të pajisur me një teh fetash. Transferoni filizat në një tas të madh; shtoni arra të thekura.

2. Për veshjen në një tas të vogël përzieni lëngun e limonit, vajin, hudhrën dhe piperin. Hidheni mbi sallatë dhe hidheni për t'u kombinuar.

SLAW MEKSIKANE

PERGATITJE: Qëndrimi 20 minuta: 2 deri në 4 orë bën: 4 racione

KA DISA PRODUKTE KOMODITETI QË MUND TË INTEGROHET NË THE PALEO DIET® — DHE BROKOLI I PAKETUAR ËSHTË NJË PREJ TYRE. LLOJI MË I ZAKONSHËM ËSHTË NJË PËRZIERJE E BROKOLIT TË GRIRË, KAROTAVE DHE LAKRËS SË KUQE. NËSE KËTA JANË PËRBËRËSIT E VETËM NË ETIKETË, MOS NGURRONI TA PËRDORNI. MUND T'JU KURSEJË KOHË—DHE NE TË GJITHË MUND TË PËRDORIM MË SHUMË NGA KJO.

- 1 qepë e vogël e kuqe, e përgjysmuar dhe e prerë hollë
- ¼ filxhan uthull musht
- 1 ½ filxhan brokoli të copëtuar (prollakë brokoli e paketuar)
- ½ filxhan shirita shumë të hollë si një kafshatë e qëruar xhikama
- ½ filxhan domate qershi ose rrushi, të përgjysmuara
- 2 lugë gjelle cilantro të freskët të prerë
- 2 lugë vaj avokado
- 1 lugë çaji erëza meksikane (shih recetë)
- 1 avokado mesatare, të përgjysmuar, me fara, të qëruara dhe të prera

1. Në një tas të vogël bashkojmë qepën e kuqe dhe uthullën. Hidheni në pallto. Shtypni fetat e qepës me pjesën e pasme të një piruni. Mbulojeni dhe lëreni të qëndrojë në temperaturën e dhomës për 2 deri në 4 orë, duke e përzier herë pas here.

2. Në një tas të madh kombinoni brokolin, xhicamën dhe domatet. Duke përdorur një lugë të prerë, transferoni qepën në tasin me përzierjen e brokolit, duke rezervuar uthull. Përziejini për t'u bashkuar.

3. Për veshjen, vendosni 3 lugë gjelle uthull të rezervuar në një tas (hidhni uthullën e mbetur). Përzieni cilantro, vaj avokado dhe erëza meksikane. Hidhni mbi përzierjen e brokolit, duke e hedhur në shtresë.

4. Përzieni butësisht avokadon; shërbejeni menjëherë.

KOPËR SLAW

FILLIMI PËR TË PËRFUNDUAR: 20 minuta bën: 4 deri në 6 racione

TARRAGON DHE KOPËR KANË NJË ANISEOSE ME SHIJE JAMBALLI. NËSE PREFERONI TË KENI PAK MË PAK NGA KJO, ZËVENDËSONI MAJDANOZIN E FRESKËT TË COPËTUAR PËR TARRAGONIN.

- 2 llamba të vogla kopër, skajet e prera dhe të prera shumë hollë në mënyrë tërthore*
- 2 kërcell selino, të prera shumë hollë diagonalisht
- 1 mollë me lëkurë mesatare të kuqe, të tilla si Gala ose Honeycrisp, e zbehur
- ¼ filxhan vaj ulliri
- 3 lugë uthull shampanje ose uthull vere të bardhë
- ¼ lugë çaji piper i zi
- 2 deri në 3 lugë tarragon të freskët të prerë

1. Për sallat, në një tas të madh kombinoni kopër, selino dhe mollë; le menjane.

2. Për salcë, në një tas të vogël përzieni vajin e ullirit, uthullën dhe piperin e zi. Hidh mbi sallate; hidhni për të kombinuar. Spërkateni me tarragon dhe hidheni sërish.

*Keshille: Per te prere koper ne feta shume te holla perdorni nje mandoline. Një qërues ose prerëse julienne është e dobishme për prerjen e mollës në shirita julienne.

KARROTA KREMOZE DHE SLAW KOHLRABI

PERGATITJE: 20 minuta ftohje: 4 deri në 6 orë bën: 4 racione

KOHLRABI DUKET SE ËSHTË NË TË NJËJTËN POZITË LAKRAT E BRUKSELIT ISHIN DISA VITE MË PARË - NË PRAG TË NJË RILINDJEJE PËR SHKAK TË KUZHINIERËVE NOVATORË DHE NGRËNËSVE TË KUJDESSHËM NDAJ SHËNDETIT KUDO. KY I AFËRM ME BULBOZË I LAKRËS ËSHTË I FRESKËT DHE I LËNGSHËM DHE MUND TË HAHET I PAPËRPUNUAR OSE I GATUAR. KËTU, COPËTOHET DHE HIDHET NË NJË KALLAPË TË FRESKËT, POR ËSHTË GJITHASHTU E MREKULLUESHME E GATUAR ME RRËNJË SELINO OSE KARROTA DHE PURE - OSE EDHE E PRERË NË SHKOPINJ TË TRASHË SI PATATE TË SKUQURA NË SHTËPI, E SKUQUR NË VAJ ULLIRI DHE E KALITUR ME PËRZIERJEN QË KENI ZGJEDHUR (SHIH "PËRZIERJE ERËZASH").

- ½ filxhan Paleo Mayo (shih recetë)
- 2 lugë gjelle uthull molle
- ½ lugë çaji fara selino
- ½ lugë çaji paprika
- ½ lugë çaji piper i zi
- 2 kilogramë kohlrabi të vogël deri të mesëm, të qëruar dhe të grirë trashë
- 3 karota mesatare, të grira trashë

1 spec i kuq i embel, i pergjysmuar, me fara dhe i prere shume holle

Majdanoz i freskët i prerë (sipas dëshirës)

1. Në një tas të madh përzieni Paleo Mayo, uthullën, farat e selinos, specin dhe piperin. Palosni butësisht kohlrabi, karota dhe piper të ëmbël.

2. Mbulojeni dhe ftoheni për 4 deri në 6 orë. Përziejini mirë përpara se ta shërbeni. Nëse dëshironi, spërkatni me majdanoz.

SLAW KARROTA ME ERËZA

FILLIMI PËR TË PËRFUNDUAR:20 minuta bën: 4 racioneFOTO

KJO SALLATË ME KAROTA E FRYMËZUAR NGA AFRIKA E VERIUTNUK MUND TË ISHTE MË E THJESHTË PËR T'U BËRË, POR SHIJET DHE TEKSTURAT JANË KOMPLEKSE DHE TË MREKULLUESHME. PROVOJENI ME PULË TË PJEKUR ME SHAFRAN DHE LIMON (SHIHRECETË) OSE BËRXOLLA QENGJI TË FRENGJUARA ME CHUTNEY ME HURMA SHEGE (SHIHRECETË).

¼ filxhan majdanoz të freskët të grirë

½ lugë çaji lëvozhgë limoni të grirë imët

¼ filxhan lëng limoni të freskët

2 luge vaj ulliri

¼ lugë çaji qimnon i bluar

¼ lugë çaji kanellë të bluar

¼ lugë çaji paprika e tymosur

¼ lugë çaji piper i kuq i grimcuar

2 gota karota të grira në mënyrë të trashë

½ filxhan hurma të copëtuara, të pa sheqerosura

¼ filxhan qepë të prera në feta

¼ filxhan fëstëkë të papërpunuar të copëtuar, pa kripë

1. Në një tas të madh kombinoni majdanozin, lëkurën e limonit, lëngun e limonit, vajin e ullirit, qimnonin, kanellën, paprikën dhe piperin e kuq të grimcuar. Shtoni karotat, hurmat dhe qepët; lyej me salcë.

2. Pak para se ta servirni, spërkatni kollatën me fëstëkët.

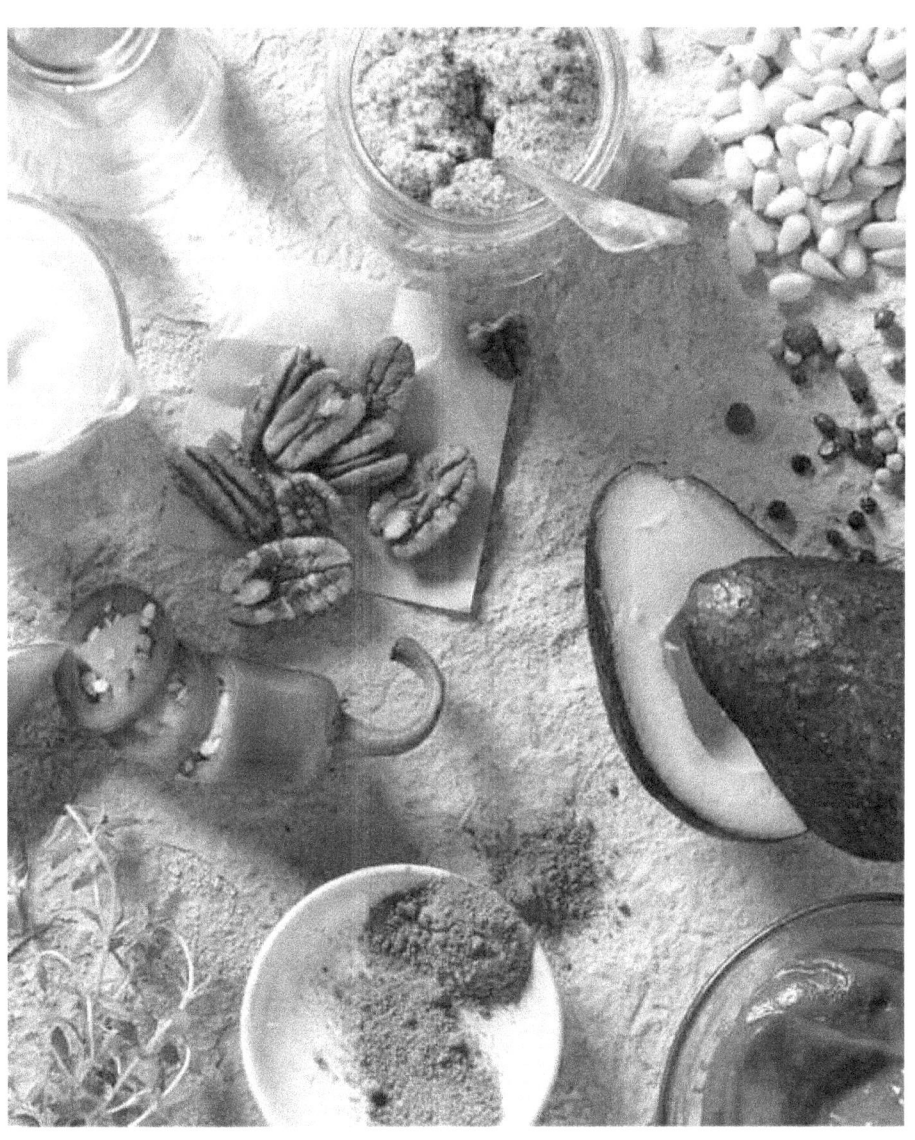

RUKOLA PESTO

FILLIMI DERI NË FUND: 15 MINUTA BËN: ¾ FILXHAN

2 gota gjethe rukole të paketuara mirë

⅓ filxhan arra, të thekura*

1 lugë gjelle lëvozhgë limoni të grirë imët (nga 2 limonë)

1 thelpi hudhër

½ filxhan vaj arre

¼ deri në ½ lugë çaji piper i zi

1. Në një përpunues ushqimi kombinoni rukolën, arrat, lëkurën e limonit dhe hudhrën. Pulsoni derisa të copëtohet trashë. Me procesorin të ndezur, derdhni vajin e arrës në një rrjedhë të hollë në tas. Sezoni me piper.

2. Përdoreni menjëherë ose ndajeni në pjesët e dëshiruara dhe ngrini deri në 3 muaj në enë të mbuluara mirë.

*Këshillë: Për të thekur arrat, shpërndani në një shtresë të vetme në një fletë pjekjeje me buzë. Piqini në një furrë 375°F për 5 deri në 10 minuta ose derisa të skuqen lehtë, duke i trazuar arrat ose një tavë tundëse një ose dy herë. Lëreni të ftohet plotësisht përpara përdorimit.

PESTO BORZILOKU

FILLIMI DERI NË FUND: 15 MINUTA BËN: 1½ FILXHAN

2 gota të paketuara me gjethe borziloku të freskët

1 filxhan majdanoz i freskët me gjethe të sheshta

3 thelpinj hudhra

½ filxhan arra pishe, të thekura (shih<u>bakshish</u>, lart)

1 filxhan vaj ulliri

¼ lugë çaji piper i zi i sapo bluar

1. Në një përpunues ushqimi kombinoni borzilokun, majdanozin, hudhrën dhe arrat e pishës. Pulsoni derisa të copëtohet trashë. Me procesorin të ndezur, derdhni vajin e ullirit në një rrjedhë të hollë në tas. Sezoni me piper.

2. Përdoreni menjëherë ose ngrini në porcionet e dëshiruara deri në 3 muaj në enë të mbuluara mirë.

CILANTRO PESTO

FILLIMI DERI NË FUND: 15 MINUTA BËN: ¾ FILXHAN

---

2 gota gjethe të freskëta cilantro të paketuara lehtë

⅓ filxhan gjysma të pekanit, të thekura (shih<u>bakshish</u>, lart)

1 lugë gjelle lëvozhgë portokalli të grirë imët (nga 1 portokall i madh)

1 thelpi hudhër

½ filxhan vaj avokado

⅛ lugë çaji piper i kuq

1. Në një përpunues ushqimi kombinoni cilantro, arra, lëvozhgën e portokallit dhe hudhrën. Pulsoni derisa të copëtohet trashë. Me procesorin të ndezur, derdhni vajin e avokados në një rrjedhë të hollë në tas. Sezoni me piper kajen.

2. Përdoreni menjëherë ose ngrini në porcionet e dëshiruara deri në 3 muaj në enë të mbuluara mirë.

SALCAT E SALLATAVE

NJË NGA MËNYRAT MË TË THJESHTA PËR TË NGRËNË PALEO ËSHTË TË PIQNI NË SKARË OSE TË PIQNI NJË COPË MISH DHE TA SHOQËRONI ME NJË SALLATË TË MADHE. VESHJET NË SHISHE KOMERCIALE JANË TË NGARKUARA ME KRIPË, SHEQER DHE ADITIVË. VESHJET E MËPOSHTME KANË TË BËJNË ME FRESKINË DHE SHIJEN. MBANI MBETJET NË FRIGORIFER DERI NË 3 DITË - OSE PËRDORNI NJË VINEGRETTE SI MARINADË.

[Vinaigrette e ndritshme agrume](#)|[Vinaigrette klasike franceze](#)|[Salcë sallatë mango-lime](#)|[Vinaigrette me hudhër të pjekur](#)|[Salcë me arra pishe të thekur](#)

VINAIGRETTE E NDRITSHME AGRUME

FILLIMI PËR TË PËRFUNDUAR: 20 minuta bën: rreth 2 gota

¼ filxhan shallot të grirë

2 lugë çaji lëvore portokalli të grira imët

2 lugë çaji lëvore limoni të grirë imët

2 lugë çaji lëvore gëlqereje të grirë imët

½ filxhan lëng portokalli të freskët

¼ filxhan lëng limoni të freskët

¼ filxhan lëng limoni të freskët

2 lugë Mustardë Dijon-Style (shih<u>recetë</u>) ose 1 lugë çaji mustardë e thatë

⅔ filxhan vaj ulliri

¼ filxhan majdanoz të freskët të grirë imët, qiqra, tarragon ose borzilok

½ deri në 1 lugë çaji piper i zi

1. Në një tas mesatar përzieni qepujt, lëvozhgat e agrumeve, lëngjet e agrumeve dhe mustardën e stilit Dijon; lëreni të qëndrojë për 3 minuta. Rrihni ngadalë vajin e ullirit derisa të emulsohet. Përzieni barishten dhe piperin.

VINAIGRETTE KLASIKE FRANCEZE

PERGATITJE:Qëndrimi 5 minuta: 15 minuta bën: rreth 1¼ filxhan

6 lugë gjelle lëng limoni të freskët
3 qepe, të qëruara dhe të grira
1½ lugë gjelle Mustardë Dijon-Style (shih<u>recetë</u>)
1 filxhan vaj ulliri
1 lugë gjelle qiqra të grira hollë (opsionale)
1 lugë gjelle majdanoz italian (me gjethe të sheshta) të prera imët (opsionale)
2 lugë çaji tarragon i freskët i prerë imët (opsionale)

1. Në një tas mesatar kombinoni lëngun e limonit dhe qepujt. Lëreni të qëndrojë për 15 minuta.

2. Përzieni mustardën e stilit Dijon. Rrihni ngadalë vajin e ullirit në një rrjedhë shumë të hollë derisa përzierja të trashet dhe të emulsifikohet. Shijoni vinegrette. Nëse është shumë e mprehtë, shtoni mustardë të stilit Dijon ose vaj ulliri sipas dëshirës.

3. Nëse dëshironi, para se ta shërbeni, rrahni barishtet. Kur lyeni zarzavatet e sallatës me vinegrette, shtoni piper të zi të sapokrisur në tas dhe hidheni në shtresë. Ruajeni vinegrette në një enë të mbyllur fort në frigorifer deri në 1 javë.

SALCË SALLATË MANGO-LIME

FILLIMI PËR TË PËRFUNDUAR: 10 minuta bën: rreth 1 filxhan

1 mango e vogël e pjekur, e qëruar, e prerë dhe e prerë trashë

3 lugë vaj arre ose kokosi

1 lugë çaji lëvore gëlqereje e grirë imët

2 lugë gjelle lëng limoni të freskët

2 lugë çaji xhenxhefil të freskët të grirë

Piper i kuq

1 lugë gjelle ujë (opsionale)

1. Në një përpunues ushqimi ose blender kombinoni mangon, vajin e arrës, lëvozhgën e limonit, lëngun e limonit, xhenxhefilin dhe piperin e kuq. Mbulojeni dhe përpunoni ose përzieni derisa të jetë e qetë. Nëse është e nevojshme, holloni me ujë deri në konsistencën e dëshiruar. Mbulojeni dhe ruani deri në 1 javë në frigorifer. Nëse përdorni vaj kokosi, sillni veshjen në temperaturën e dhomës përpara se ta përdorni.

VINAIGRETTE ME HUDHËR TË PJEKUR

PERGATITJE:5 minuta pjekje: 30 minuta qëndrim: 2 orë 5 minuta bën: rreth 1¼ filxhan

1 hudhër me llambë mesatare

¾ filxhan vaj ulliri

¼ filxhan lëng limoni të freskët

1 lugë çaji rigon grek i tharë, i grimcuar

1. Ngrohni furrën në 400°F. Pritini ¼ inç nga fundi i ngushtë i llambës së hudhrës; spërkatni me 1 lugë çaji vaj ulliri. Mbështilleni hudhrat në fletë metalike. Pjekim për 30 deri në 35 minuta ose derisa hudhra të marrë ngjyrë kafe të artë dhe shumë të butë. Ftohtë; kthejeni me kokë poshtë dhe shtrydhni thelpinjtë e hudhrës nga llamba në një tas të vogël. Pure në një pastë të butë.

2. Në një enë mesatare bashkoni lëngun e limonit dhe rigonin. Lëreni të qëndrojë për 5 minuta. Hidhni vajin e mbetur të ullirit. Hidhni hudhrat e pjekura. Lëreni vinegrette të qëndrojë në temperaturën e dhomës për 2 orë përpara se ta përdorni ose ta vendosni në frigorifer. Ruajeni në frigorifer deri në 1 javë.

SALCË ME ARRA PISHE TË THEKUR

PERGATITJE:10 minuta bën: rreth 1 filxhan

⅔ filxhan arra pishe (4 ons), të thekura (shih<u>bakshish</u>)

1 lugë çaji vaj ulliri

½ filxhan ujë

¼ filxhan lëng limoni të freskët

1 thelpi hudhër, të grirë

¼ lugë çaji paprika e tymosur

⅛ lugë çaji piper i kuq

1. Në një blender ose përpunues ushqimi kombinoni arrat e pishës dhe vajin e ullirit. Mbulojeni dhe përzieni ose përpunoni derisa të jetë e qetë. Shtoni ujin, lëngun e limonit, hudhrën, paprikën dhe piperin e kuq. Mbulojeni dhe përzieni ose përpunoni derisa të jetë e qetë.

ERËZA

KETCHUP-I, MUSTARDA DHE MAJONEZA JO VETËM QË VLERËSOHEN MË VETE SI SPËRKATJE DHE ZHYTJE, POR ATO JANË GJITHASHTU ELEMENTË THELBËSORË NË RECETA SI AROMATIZUES DHE LIDHËS - POR KRIPA, SHEQERI DHE KONSERVANTËT NË ERËZAT E PRODHUARA KOMERCIALISHT NUK KANË VEND NË REALITET. DIETA PALEO®. VERSIONET E MËPOSHTME JANË KREJTËSISHT PALEO DHE PLOT SHIJE. ASNJË VERË NUK DO TË ISHTE E PLOTË PA NJË BARBEKJU NË OBORRIN E SHTËPISË DHE PAK MISH TË PJEKUR NË SKARË, KËSHTU QË NE KEMI PËRFSHIRË EDHE NJË SALCË BBQ PA KRIPË DHE SHEQER. HARISA ËSHTË NJË SALCË E ZJARRTË NGA TUNIZIA. CHIMICHURRI ËSHTË NJË SALCË BARISHTORE AROMATIKE NGA ARGJENTINA.

Mustardë e stilit Dijon|Harisa|Paleo Ketchup|Salcë BBQ|Salcë Chimichurri|Paleo Mayo

MUSTARDË E STILIT DIJON

PERGATITJE: Qëndrimi 10 minuta: 48 orë bën: 1¾ filxhanë

- ¾ filxhan fara mustarde kafe
- ¾ filxhan lëng molle ose musht pa sheqer
- ¼ filxhan uthull vere të bardhë
- ¼ filxhan verë të bardhë të thatë ose ujë
- ½ lugë çaji shafran i Indisë
- 1 deri në 2 lugë ujë

1. Në një tas qelqi përzieni së bashku farat e mustardës, lëngun e mollës, uthullën, verën dhe shafranin e Indisë. Mbulojeni fort dhe lëreni në temperaturën e dhomës për 48 orë.

2. Transferoni përzierjen në një blender me fuqi të lartë.* Mbulojeni dhe përziejeni derisa të jetë homogjene, duke shtuar mjaft ujë për të bërë konsistencën e dëshiruar. Nëse formohen flluska ajri, ndaloni dhe përzieni përzierjen. Për një strukturë më të butë, shtypni mustardën e përfunduar përmes një sitë me rrjetë të imët.

3. Përdoreni menjëherë ose ruajeni në frigorifer në një enë të mbyllur fort për deri në 1 muaj. (Aroma do të zbutet me ruajtjen.)

*Shënim: Mund të përdorni një blender të rregullt dhe ta përpunoni me shpejtësi të lartë; tekstura e mustardës nuk do të jetë aq e lëmuar.

HARISA

PERGATITJE:Qëndrimi 20 minuta: 20 minuta bën: rreth 2 gota

8 djegës guajillo, me kërcell dhe me fara (shih<u>bakshish</u>)

8 djegës ancho, me kërcell dhe me fara (shih<u>bakshish</u>)

½ lugë çaji fara qimnon

¼ lugë çaji fara koriandër

¼ lugë çaji fara qimnoni

1 lugë çaji mente të thatë

¼ filxhan lëng limoni të freskët

3 lugë vaj ulliri

5 thelpinj hudhra

1. Vendosni guajillo dhe ancho chiles në një tas të madh. Shtoni ujë të vluar sa të mbulojë specat. Lëreni të qëndrojë për 20 minuta ose derisa të zbutet.

2. Ndërkohë, në një tigan të vogël bashkojmë farat e qimnotit, farat e korianderit dhe farat e qimnonit. Skuqni erëzat mbi nxehtësinë mesatare për 4 deri në 5 minuta ose derisa të jenë shumë aromatike, duke tundur shpesh tiganin. Lëreni të ftohet. Transferoni farat e thekura në një mulli erëzash; shtoni nenexhik. Bluajeni në pluhur. Le menjane.

3. Kulloni specat djegës; transferoni chiles në një përpunues ushqimi. Shtoni erëzat e bluara, lëngun e limonit, vajin e ullirit dhe hudhrën. Mbulojeni dhe përpunoni derisa të

jetë e qetë. Transferoni në një enë qelqi ose jo reaktive të mbyllur fort. Ruajeni në frigorifer deri në 1 muaj.

PALEO KETCHUP

PERGATITJE:10 minuta qëndrim: 10 minuta gatim: 20 minuta ftohtë: 30 minuta bën: rreth 3½ filxhanë

- ½ filxhan rrush të thatë
- 1 28 ons mund pa kripë domate pure
- ½ filxhan uthull musht
- 1 qepë e vogël, e grirë
- 1 thelpi hudhër, e prerë
- ¼ lugë çaji speca të grira
- ¼ lugë çaji kanellë të bluar
- ⅛ lugë çaji topuz i bluar
- ⅛ lugë çaji karafil të bluar
- ⅛ lugë çaji piper i kuq
- ⅛ lugë çaji piper i zi

1. Në një tas të vogël mbuloni rrushin e thatë me ujë të valë. Lëreni të qëndrojë për 10 minuta; kulloj.

2. Në një tenxhere të mesme kombinoni rrushin e thatë, purenë e domates, uthullën, qepën, hudhrën, specin, kanellën, topuzin, karafilin, piperin e kuq dhe piperin e zi. Sillni në valë; zvogëloni nxehtësinë. Ziej, pa mbuluar, për 20 deri në 25 minuta ose derisa qepa të zbutet, duke e trazuar shpesh që përzierja të mos digjet. (Kini kujdes; përzierja do të spërkat ndërsa gatuhet.)

3. Hiqeni nga zjarri. Lëreni të ftohet për rreth 30 minuta ose derisa të ngrohet pak. Transferoni në një blender* ose përpunues ushqimi me fuqi të lartë. Mbulojeni dhe përpunoni ose përzieni deri në konsistencën e dëshiruar.

4. Ndani mes dy kavanoza qelqi të pastër pintë. Përdoreni menjëherë ose ngrini deri në 2 muaj. Ruajeni në frigorifer deri në 1 muaj.

*Shënim: Mund të përdorni një blender të rregullt, por konsistenca nuk do të jetë aq e qetë.

SALCË BBQ

FILLIMI PËR TË PËRFUNDUAR: 45 minuta bën: rreth 4 gota

2 kilogramë domate rome të pjekura, të prera në katër pjesë për së gjati dhe me fara

1 qepë e madhe e ëmbël, e prerë në feta të holla

1 spec i kuq i embel, i pergjysmuar dhe i prere

2 speca poblano, të përgjysmuar dhe me fara (shih<u>bakshish</u>)

2 lugë çaji Erëza me tym (shih<u>recetë</u>)

2 luge vaj ulliri

½ filxhan lëng portokalli të freskët

⅓ filxhan rrush të thatë

3 lugë uthull musht

2 lugë pastë domate

1 lugë gjelle hudhër të grirë

⅛ lugë çaji karafil të bluar

1. Në një tas shumë të madh kombinoni domatet, qepën, specin e ëmbël, specat poblano, erëzat e tymosura dhe vajin e ullirit. Vendosni perimet në një shportë grill. Për një skarë me qymyr ose gaz, vendosni shportën e skarës në një raft për skarë direkt mbi nxehtësinë mesatare. Mbulojeni dhe piqeni në skarë për 20 deri në 25 minuta ose derisa të zbuten shumë dhe të karbonizohen, duke e përzier herë pas here; hiqeni nga grila dhe ftoheni pak.

2. Në një tenxhere të vogël ngrohni lëngun e portokallit derisa të ziejë. Hiqeni tenxheren nga zjarri dhe shtoni rrushin e thatë; lëreni të qëndrojë për 10 minuta.

3. Në një përpunues ushqimi ose blender kombinoni perimet e pjekura në skarë, përzierjen e rrushit të thatë, uthullën, pastën e domates, hudhrën dhe karafilin. Mbulojeni dhe përpunoni ose përzieni derisa të jenë shumë të lëmuara, duke gërvishtur anët sipas nevojës. Transferoni përzierjen e perimeve në një tenxhere të madhe. Lëreni të ziejë; gatuaj në konsistencën e dëshiruar.

SALCË CHIMICHURRI

FILLIMI PËR TË PËRFUNDUAR: 20 minuta bën: rreth 2 gota

2 gota majdanoz të freskët italian (me gjethe të sheshta) të paketuara lehtë

2 gota cilantro të paketuara lehtë

½ filxhan nenexhik të paketuar lehtë

½ filxhan qepe të copëtuara

1 lugë gjelle hudhër të grirë (6 thelpinj)

⅓ filxhan uthull vere të kuqe

2 kajsi të thata pa sulfur, të grira imët

⅛ lugë çaji piper i kuq i grimcuar

¾ filxhan vaj ulliri

1. Në një përpunues ushqimi ose blender bashkoni të gjithë përbërësit. Mbulojeni dhe përzieni ose përzieni derisa përbërësit të jenë copëtuar imët dhe të kombinohen, duke gërvishtur anët sipas nevojës.

PALEO MAYO

PERGATITJE:Qëndrimi 45 minuta: 45 minuta bën: 3½ filxhanë

1 vezë e madhe ose tepër e madhe

1 lugë gjelle lëng limoni të freskët ose uthull vere të bardhë

½ lugë çaji mustardë e thatë

1 filxhan vaj arre, avokado ose ulliri, në temperaturën e dhomës*

1. Lëreni vezën të qëndrojë në temperaturën e dhomës për 30 minuta.

2. Thyejeni vezën në një kavanoz qelqi të gjatë e të ngushtë (një kavanoz konservimi me grykë të gjerë funksionon mirë). Shtoni lëng limoni dhe mustardë të thatë.

3. Hidhni me kujdes vaj. Lëreni vezën të vendoset në fund të kavanozit, nën vaj.

4. Fusni një blender zhytjeje dhe shtyjeni deri në fund të kavanozit. Ndizni fuqinë dhe lëreni të funksionojë për 20 sekonda pa e lëvizur. Majoneza do të fillojë të formohet dhe të ngrihet në majë të kavanozit. Ngadalë filloni ta ngrini blenderin derisa të arrijë në majë të kavanozit. Përdoreni majonezën menjëherë ose ruajeni në frigorifer deri në 1 javë.

Paleo Aïoli (Majo me hudhër): Shtoni 1 thelpi hudhër të grirë me lëng limoni dhe mustardë në hapin 2.

Paleo Mayo me barishte: Palosni 2 lugë gjelle barishte të freskëta të prera në majonezë të përfunduar. Zgjedhjet e mira përfshijnë qiqra, majdanoz, tarragon dhe borzilok - vetëm ose në çdo kombinim.

Wasabi Paleo Mayo: Shtoni 1 lugë çaji pluhur wasabi tërësisht natyral, pa konservues me lëng limoni dhe mustardë në Hapin 2.

Chipotle Paleo Mayo: Shtoni 2 deri në 3 lugë çaji pluhur çipotle me lëng limoni dhe mustardë në hapin 2.

*Shënim: Nëse përdorni vaj ulliri ekstra të virgjër, aroma e ullirit do të shfaqet në majonezë. Për një shije më të butë, përdorni vaj arre ose avokado.

PËRZIERJE ERËZASH

KËTO PËRZIERJE TË GJITHANSHME JANË TËRËSISHT PA KRIPË DHE OFROJNË NJË GAMË TË GJERË SHIJESH.

Erëza me limon-barishte|Erëza mesdhetare|Erëza meksikane|Erëza e tymosur|Erëza Cajun|Erëza xhamajkane erëzash

ERËZA ME LIMON-BARISHTE

FILLIMI PËR TË PËRFUNDUAR: 5 minuta bën: rreth ½ filxhan

6 lugë gjelle lëvozhgë limoni të tharë

1 lugë gjelle herbes de Provence

2 lugë çaji pluhur qepë

1 lugë çaji piper i zi

1. Në një tas të vogël kombinoni lëkurën e limonit, barishtet e Provence, pluhurin e qepës dhe piperin. Ruani në një enë hermetike në temperaturën e dhomës deri në 6 muaj. Përziejeni ose tundeni përpara përdorimit.

ERËZA MESDHETARE

FILLIMI PËR TË PËRFUNDUAR: 10 minuta bën: rreth ⅓ filxhan

2 lugë çaji fara kopër

1 lugë çaji rozmarinë e tharë

1 lugë gjelle rigon të tharë

1 lugë gjelle trumzë e thatë

2 lugë çaji hudhër të grimcuar pa konservues

1 lugë çaji lëvore limoni të tharë

1. Në një tigan të vogël të thatë theksoni farat e koprës mbi nxehtësi mesatare-të ulët për 1 deri në 2 minuta ose derisa të marrin aromë, duke tundur tiganin herë pas here. Hiqeni nga zjarri; ftohet rreth 2 minuta. Transferoni farat në një mulli erëzash; bluaj në një pluhur. Shtoni rozmarinë; bluajeni derisa rozmarina të jetë grirë trashë. Transferoni kopër dhe rozmarinë në një tas të vogël. Përzieni rigonin, trumzën, hudhrën dhe lëkurën e limonit. Ruani në një enë hermetike në temperaturën e dhomës deri në 6 muaj. Përziejeni ose tundeni përpara përdorimit.

ERËZA MEKSIKANE

FILLIMI PËR TË PËRFUNDUAR:5 minuta bën: rreth ¼ filxhan

1 lugë fara qimnon

4 lugë çaji paprika

1 lugë gjelle hudhër të grimcuar pa konservues

1 lugë çaji rigon të tharë

½ deri në 1 lugë çaji piper çipotle të bluar ose piper kajen (opsionale)

½ lugë çaji kanellë të bluar

¼ lugë çaji shafran i bluar

1. Në një tigan të vogël të thatë, thesni farat e qimnonit në zjarr mesatar-të ulët për 1 deri në 2 minuta ose derisa të ketë aromë, duke tundur tiganin herë pas here. Hiqeni nga zjarri; ftohet rreth 2 minuta. Transferoni farat në një mulli erëzash; bluajeni qimnonin. Transferoni qimnonin në një tas të vogël. Përzieni paprikën, hudhrën, rigonin, specin çipotle (nëse përdorni), kanellën dhe shafranin. Ruani në një enë hermetike në temperaturën e dhomës deri në 6 muaj. Përziejeni ose tundeni përpara përdorimit.

ERËZA E TYMOSUR

FILLIMI PËR TË PËRFUNDUAR: 5 minuta bën: rreth ½ filxhan

¼ filxhan paprika të tymosur

4 lugë çaji lëvore portokalli të tharë

2 lugë çaji hudhër pluhur

1 lugë çaji pluhur qepë

1 lugë çaji karafil të bluar

1 lugë çaji borzilok të thatë

1. Në një tas të vogël kombinoni paprikën e tymosur, lëkurën e portokallit, pluhurin e hudhrës, pluhurin e qepës, karafilin dhe borzilokun e tharë. Ruani në një enë hermetike në temperaturën e dhomës deri në 6 muaj. Përziejeni ose tundeni përpara përdorimit.

ERËZA CAJUN

FILLIMI PËR TË PËRFUNDUAR:5 minuta bën: rreth ⅓ filxhan

2 lugë paprika

1 lugë hudhër pluhur

1 lugë gjelle pluhur qepë

2 lugë çaji trumzë të thatë, të grimcuar

2 lugë çaji piper të bardhë

1½ lugë çaji piper i zi

1 lugë çaji piper kajen

1 lugë çaji rigon i tharë, i grimcuar

1. Në një tas të vogël kombinoni paprikën, hudhrën pluhur, pluhurin e qepës, trumzën, piperin e bardhë, piperin e zi, piperin e kuq dhe rigonin. Ruani në një enë hermetike deri në 6 muaj. Përziejeni ose tundeni përpara përdorimit.

ERËZA XHAMAJKANE ERËZASH

FILLIMI PËR TË PËRFUNDUAR: 5 minuta bën: rreth ¼ filxhan

- 1 lugë gjelle pluhur qepë
- 1 lugë gjelle trumzë e thatë, e grimcuar
- 1½ lugë çaji me aromë të grirë
- 1 lugë çaji piper i zi
- ½ lugë çaji arrëmyshk i bluar
- ½ lugë çaji kanellë të bluar
- ½ lugë çaji karafil të bluar
- ¼ lugë çaji piper kajen

1. Në një tas të vogël përzieni së bashku pluhurin e qepës, trumzën, specin e zi, arrëmyshk, kanellën, karafilin dhe piperin e kuq. Ruani në një enë hermetike në një vend të freskët dhe të thatë deri në 6 muaj. Përziejeni ose tundeni përpara përdorimit.

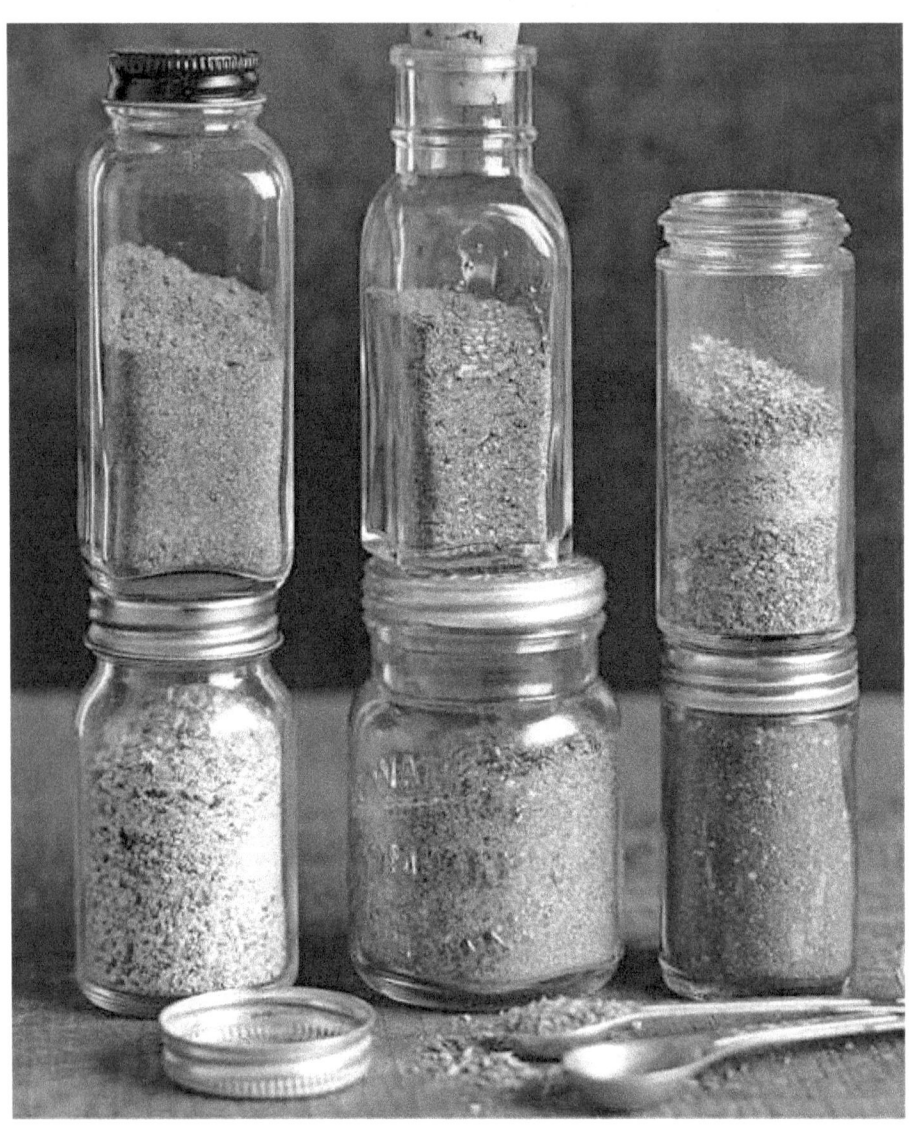

SALSA ME AGRUME-KOPËR

FILLIMI PËR TË PËRFUNDUAR:20 minuta bën: rreth 3½ filxhanë

1 filxhan segmente portokalli* ose kumquat në feta (2 portokall të vegjël)

1 filxhan segmente grejpfrut të kuq* (1 deri në 2 grejpfrut të vegjël)

¾ filxhan kopër të rruar** (rreth ½ llambë)

½ filxhan kokrra shege ose piper i kuq i embel i prere ne kubik

¼ filxhan tarragon ose borzilok të freskët të copëtuar

¼ filxhan majdanoz të freskët të grirë

¼ lugë çaji piper i zi

1. Në një tas të madh hidhni me kujdes portokallin, grejpfrutin, kopër, kokrrat e shegës, tarragonin, majdanozin dhe piperin derisa të bashkohen. Shërbejeni salsa me peshk të pjekur ose të pjekur në skarë, ushqim deti ose pulë.

*Këshillë: Për të segmentuar agrumet, shkurtoni pjesën e sipërme dhe të poshtme të një fruti të tërë. Vendosni një anë të prerë në një dërrasë prerëse dhe përdorni një thikë prerëse për të prerë lëvozhgën, duke ndjekur kurbën natyrale të frutave. Pasi të keni hequr lëvozhgën, mbajeni frutat mbi një tas dhe priteni në të dyja anët e membranave për të lëshuar segmentet në tas. Pasi të jenë hequr segmentet, shtrydhni membranën mbi tas për të nxjerrë lëngun. Hidhni membranën.

Këshillë: Për të rruar kopër, shkurtoni kërcellet e një llambë kopër dhe priteni llambën në gjysmë nga lart poshtë. Pritini bërthamën në formë trekëndore. Duke përdorur një mandolinë ose një thikë shumë të mprehtë kuzhine, prisni kopër sa më hollë që të jetë e mundur.

SALSA ME AVOKADO KROKANTE

FILLIMI PËR TË PËRFUNDUAR: 20 minuta bën: rreth 1½ filxhan

½ lugë çaji lëvore gëlqereje të grirë imët

2 lugë gjelle lëng limoni të freskët

1 lugë gjelle vaj avokadoje ose vaj ulliri

¼ lugë çaji qimnon i bluar (opsionale)

¼ lugë çaji koriandër të bluar (opsionale)

1 avokado, të qëruar, të prerë dhe të prerë në kubikë*

½ filxhan kastravec anglez me fara dhe të prera në kubikë

½ filxhan rrepka të kuqe të prera në kubikë

¼ filxhan qepë të prera hollë

¼ filxhan cilantro e freskët e prerë

½ deri në 1 jalapeño ose serrano chile, me fara dhe të grira (shih bakshish)

1. Në një enë mesatare përzieni së bashku lëvozhgën e limonit, lëngun e limonit, vajin dhe, nëse dëshironi, qimnon dhe koriandër. Shtoni avokado, kastravec, rrepka, qepë, cilantro dhe kil. Përziejini lehtë derisa të mbulohen dhe të kombinohen në mënyrë të barabartë.

Këshillë: Për të prerë mirë avokadon, përgjysmoni dhe ndani frutat. Duke përdorur një thikë të vogël prerëse, prisni vija të kryqëzuara në mishin e secilës gjysmë deri në lëkurë për të krijuar katrorë të vegjël. Duke përdorur një lugë, hidhni butësisht mishin e prerë në tas. Ju duhet të keni kubikë të vegjël avokado.

SALSA E ËMBËL ME QEPË-KASTRAVEC ME NENEXHIK DHE KILI THAI

PERGATITJE: 20 minuta ftohje: 2 orë bën: rreth 1½ filxhan

- ½ e një kastraveci pa fara, i grirë imët
- 1 qepë e vogël e ëmbël, e grirë hollë
- 1 ose 2 djegës të freskët Thai, të grirë (shih bakshish), ose djegës tajlandez të tharë, të grimcuar
- ¼ filxhan nenexhik të freskët të prerë
- ½ lugë çaji lëvore gëlqereje të grirë imët
- 2 lugë gjelle lëng limoni të freskët
- 2 lugë gjelle cilantro të freskët të prerë
- ½ lugë çaji koriandër të bluar

1. Në një tas të mesëm kombinoni kastravecin, qepën, djegësin(et), nenexhikun, lëvozhgën e gëlqeres, lëngun e limonit, cilantro dhe koriandër. Hidheni butësisht për t'u kombinuar.

2. Mbulojeni dhe ftohuni për të paktën 2 orë përpara se ta shërbeni.

PINEAPPLE I PJEKUR NË SKARË SALSA VERDE

PERGATITJE:15 minuta skarë: 5 minuta bën: 4 filxhanë

½ e një ananasi të freskët të qëruar dhe me bërthama

10 domate të freskëta të mesme, të qëruara dhe të prera në gjysmë

½ filxhan piper i ëmbël jeshil ose i kuq i copëtuar

¼ filxhan cilantro e freskët e prerë

3 lugë qepë të kuqe të grirë

2 lugë gjelle lëng limoni të freskët

1 jalapeño, me fara dhe të prera (shih<u>bakshish</u>)

1. Pritini ananasin në feta ½ inç. Për një skarë me qymyr ose gaz, vendosni ananasin në një raft për skarë direkt mbi nxehtësinë mesatare. Mbulojeni dhe piqeni në skarë për 5 deri në 7 minuta ose derisa ananasi të jetë djegur lehtë, duke e kthyer një herë në gjysmë të pjekjes. Ftoheni plotësisht ananasin. Pritini ananasin; masë 1½ filxhan, duke rezervuar çdo shtesë për një përdorim tjetër.

2. Prisni imët domatiljet në një përpunues ushqimi të pajisur me një teh prerëse. Vendosni domate të grira në një tas mesatar. Përziejini me piper të ëmbël, cilantro, qepë, lëng gëlqereje dhe jalapeño. Përzieni 1½ filxhan ananas të pjekur në skarë. Mbulojeni dhe ftoheni deri në 3 ditë.

SALSA E PANXHARIT TË KUQ RUBIN

PERGATITJE:20 minuta pjekje: 45 minuta e ftohtë: 1 orë e ftohur: 1 orë bën: rreth 5 gota salsa

- 1½ kilogram panxhar të vogël
- 2 lugë çaji vaj ulliri
- 1 grejpfrut i kuq rubin ose 2 portokall gjaku, të prerë (shih<u>bakshish</u>) dhe të copëtuara
- ½ filxhan kokrra shege
- 1 qepe e vogël, e grirë hollë
- 1 serrano djegës, me fara dhe të prera imët (shih<u>bakshish</u>)
- ½ filxhan cilantro e freskët e prerë

1. Ngrohni furrën në 400°F. Pritini majat dhe skajet e rrënjëve nga panxhari; vendoseni në qendër të një pjese të madhe petë. Spërkateni me vaj ulliri. Ngrini skajet e letrës dhe palosni për t'u mbyllur. Piqni për 45 deri në 50 minuta ose derisa të zbuten. Lëreni të ftohet plotësisht. Qëroni dhe grijeni imët panxharin.

2. Në një tas të mesëm kombinoni panxharin e copëtuar, grejpfrutin, farat e shegës, qepën, cilantro dhe serrano chile. Ftoheni për të paktën 1 orë përpara se ta shërbeni.

KREMRAT DHE GJALPAT

MEGJITHËSE DIETA PALEO® NUK PËRFSHIN PRODUKTET E QUMËSHTIT, KA RASTE KUR NJË PREKJE E DIÇKAJE TË FRESKËT DHE KREMOZE I SHTON SHUMË RECETËS. KREMI SHQEME ËSHTË ZGJIDHJA. BËHET DUKE NJOMUR SHQEME TË PAPËRPUNUARA, TË PAKRIPURA NË UJË - MUNDËSISHT GJATË NATËS - DHE DUKE I BËRË PURE ME UJË TË FRESKËT NË NJË BLENDER DERISA TË JENË SHUMË TË LËMUARA. REZULTATI ËSHTË TEPËR I GJITHANSHËM. MUND TË HIDHET ME GËLQERE DHE CILANTRO DHE TË HIDHET MBI TACOS OSE TË PËRZIHET SË BASHKU ME EKSTRAKTIN E KANELLËS DHE VANILJES DHE TË PËRDORET SI SIPËRME PËR FRUTAT E PJEKURA TË NGROHTA. GJALPI I ARRËS SË PISHËS ËSHTË NJË ZËVENDËSUES I MIRË I TAHINIT NË SALCAT DHE SALCAT.

<u>Krem shqeme</u>|<u>Gjalpë arra pishe</u>

KREM SHQEME

PERGATITJE: Qëndrimi 5 minuta: 4 orë deri në natën bën: rreth 2 gota

1 filxhan shqeme të papërpunuara pa kripë

Uji

1. Shpëlaj shqeme; kullojeni dhe vendoseni në një enë ose kavanoz. Shtoni ujë të mjaftueshëm për të mbuluar me rreth 1 inç. Mbulojeni dhe lëreni në temperaturën e dhomës të paktën 4 orë dhe mundësisht gjatë natës.

2. Kulloni shqeme; shpëlajeni nën ujë të ftohtë. Vendosni shqeme në një blender me fuqi të lartë* dhe shtoni 1 filxhan ujë; përpunoni derisa të jetë e qetë, duke gërvishtur anët.

3. Ruajeni kremin me shqeme në një enë hermetike në frigorifer deri në 1 javë.

*Shënim: Ju mund të përdorni një blender të rregullt dhe ta përpunoni në nivel të lartë; tekstura e kremit nuk do të jetë aq e lëmuar.

GJALPË ARRA PISHE

FILLIMI NË PËRFUNDIM: 10 MINUTA   BËN: 1 FILXHAN

2 gota arra pishe

3 lugë vaj avokado

1. Në një tigan të madh thekni arrat e pishës mbi nxehtësinë mesatare për 5 deri në 8 minuta ose derisa të marrin ngjyrë kafe të artë, duke i përzier shpesh. Ftoheni pak. Vendosni arrat dhe vajin në një blender me fuqi të lartë. Procedoni derisa të jetë e qetë. Ruajeni në një enë hermetike në frigorifer deri në 2 javë.

PATATE TË SKUQURA MOLLE TË MBULUARA ME ÇOKOLLATË

PERGATITJE: 15 minuta pjekje: 2 orë qëndrim: 1 orë 30 minuta bën: 6 deri në 8 racione

ÇOKOLLATË SHUMË E PËRPUNUAR E MBUSHUR ME SHEQERNUK ËSHTË NJË PËRBËRËS PALEO. POR ÇOKOLLATA E BËRË VETËM NGA KAKAO DHE FASULE VANILJE ËSHTË KREJTËSISHT E PRANUESHME. ËMBËLSIA NATYRALE E FRUTAVE E KOMBINUAR ME AROMËN E PASUR TË ÇOKOLLATËS I BËN KËTO PATATE TË SKUQURA, TË HOLLA SI LETRA, NJË KËNAQËSI TË VËRTETË.

2 mollë honeycrisp ose Fuji, me bërthama*

3 ons çokollatë pa sheqer, si Scharffen Berger 99% kakao, e copëtuar

½ lugë çaji vaj kokosi i parafinuar

¼ filxhan arra ose arra të grira hollë, të thekura (shih bakshish)

1. Ngrohni furrën në 225°F. Vini dy fletë të mëdha pjekjeje me letër pergamene; le menjane. Duke përdorur një mandolinë, prisni hollë mollët në mënyrë tërthore. Shtroni fetat e mollës në një shtresë të vetme në fletët e përgatitura. (Duhet të keni rreth 24 feta gjithsej.) Piqni fetat e mollës për 2 orë, duke i kthyer një herë në gjysmë të kohës së pjekjes. Fik furrën; lërini fetat e mollës të qëndrojnë në furrë për 30 minuta.

2. Në një tenxhere të vogël ngrohni çokollatën dhe vajin e kokosit në zjarr të ulët, duke i përzier vazhdimisht derisa

të jenë të lëmuara. Spërkatini fetat e mollës me çokollatën e shkrirë. Spërkateni me arra. Lëreni të qëndrojë në temperaturën e dhomës rreth 1 orë ose derisa çokollata të zihet.

*Këshillë: Mund ta prisni bërthamën duke përdorur një thikë prerëse, por një bërthamë molle e bën këtë punë shumë më të lehtë.

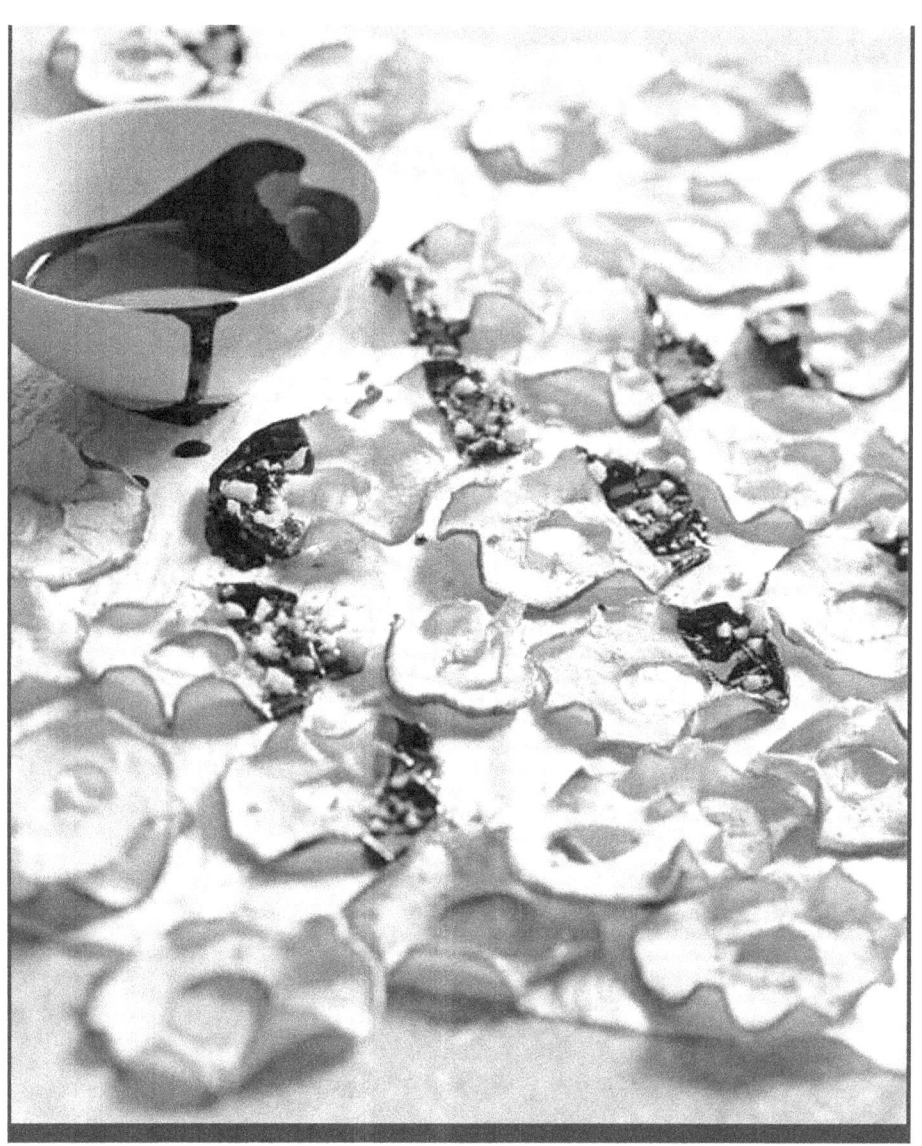

SALCË MOLLËSH E TRASHË NË STILIN CHUTNEY

PERGATITJE:15 minuta gatim: 15 minuta ftohtë: 5 minuta përgatit: 4 racione

VARIETETET E MOLLËVE TË LISTUARA MË POSHTË PRIREN TË JENË MJAFT TË ËMBLANË VEND TË TORTËS DHE KONSIDEROHEN SI MOLLË TË MIRA ME "SALCË". NËSE DËSHIRONI, MUND TË ZËVENDËSONI ¾ FILXHAN ÇAJ JESHIL ME MUSHTIN E MOLLËS DHE UJIN.

- 5 mollë (të tilla si Jonathon, Fuji, McIntosh, Braeburn dhe/ose Yellow Delicious)
- ½ filxhan musht molle
- ¼ filxhan ujë
- 2 yje anise
- 3 filxhanë rrush të thatë
- 1 lugë uthull balsamike
- ½ lugë çaji erëz byreku me mollë
- ¼ filxhan arra ose arra të copëtuara, të thekura (shih bakshish)
- ¼ lugë çaji ekstrakt i pastër vanilje

1. Qëroni dhe pastroni mollët; prerë në copa 1 inç. Në një tenxhere të madhe kombinoni copat e mollës, mushtin, ujin dhe anise. Lëreni të vlojë mbi nxehtësinë mesatare në të lartë, duke e përzier shpesh. Ulni nxehtësinë në të ulët. Mbulojeni dhe gatuajeni për 10 minuta. Përzieni rrushin e

thatë, uthullën dhe erëzën e byrekut. Mbulojeni dhe gatuajeni për 5 deri në 10 minuta më shumë ose derisa mollët të jenë të buta. Hiqeni nga zjarri. Zbulojeni dhe ftohuni për 5 minuta.

2. Hiqni anise yll nga përzierja e mollës. Duke përdorur një makinë pure patate, pure në konsistencën e dëshiruar. Përzieni arrat dhe vaniljen. Shërbejeni mollën të ngrohtë ose mbulojeni dhe vendoseni në frigorifer deri në 5 ditë.

DARDHË E PJEKUR CRUMBLE

PERGATITJE: 20 minuta pjekje: 15 minuta bën: 4 racione

KJO ËMBËLSIRË VJESHTE ËSHTË NJË PËRZIERJETË TEKSTURAVE DHE TEMPERATURAVE. DARDHAT E NGROHTA DHE TË BUTA TË PJEKURA NË FURRË MBULOHEN ME NJË KREM TË FRESKËT TË INJEKTUAR ME SHQEME ME PORTOKALL DHE VANILJE - DHE PËRFUNDOHEN ME NJË SPËRKATJE ME ARRA ME ERËZA KROKANTE.

2 dardha të pjekura, të forta Anjou ose Bartlett, të përgjysmuara dhe me bërthama

2 lugë çaji vaj kokosi ose vaj arre

1 lugë gjelle vaj kokosi ose vaj arre

¼ filxhan bajame të plota të pakripura, të grira trashë

¼ filxhan pepita pa kripë

¼ filxhan kokos të rruar

¼ lugë çaji arrëmyshk i sapo grirë

¼ filxhan krem shqeme (shih recetë)

½ lugë çaji lëvore portokalli të grirë imët

¼ lugë çaji ekstrakt i pastër vanilje

Arrëmyshk i sapo grirë

1. Ngrohni furrën në 375°F. Vendosni dardhat, anët e prera lart, në një tavë pjekjeje; spërkatni me 2 lugë çaji vaj. Pjekim rreth 15 minuta ose derisa të jenë të buta. Lëreni të ftohet pak.

2. Ndërkohë, për crumble arrat, në një tigan të mesëm ngrohni 1 lugë gjelle vaj në zjarr mesatar. Shtoni bajame dhe pepita; gatuajeni dhe përzieni për 2 minuta. Shtoni kokosin; gatuajini dhe përziejini për 1 minutë ose derisa arrat dhe kokosi të jenë pjekur. Spërkateni me ¼ lugë çaji arrëmyshk; trazojeni dhe lëreni të ftohet.

3. Për salcën, në një tas të vogël kombinoni kremin me shqeme, lëkurën e portokallit dhe vaniljen. Vendosni dardhat në pjatat individuale për servirje. Spërkateni me arrëmyshk shtesë. Spërkatni dardhat me salcë dhe spërkatini me crumble arra.

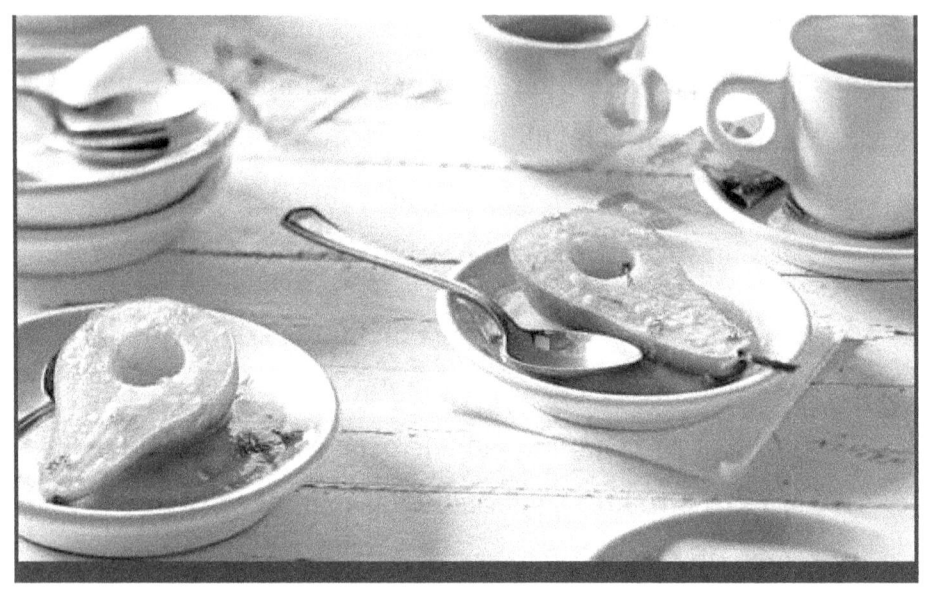

DARDHA E ZIER ME ÇAJ JESHIL-XHENXHEFIL ME PURE PORTOKALLI-MANGO

PERGATITJE:30 minuta gatim: 10 minuta bën: 8 racione

KJO RECETË ËSHTË NJË SHEMBULL I MIRËNGA NJËRA NË TË CILËN DO TË MERRNI REZULTATET MË TË MIRA DUKE PËRDORUR NJË BLENDER ME PERFORMANCË TË LARTË. NJË BLENDER I RREGULLT DO TË FUNKSIONOJË MIRË, POR NJË BLENDER ME PERFORMANCË TË LARTË DO TA BËJË SALCËN PORTOKALLI-MANGO TË LËMUAR SI MËNDAFSHI.

- 2 gota lëng portokalli të freskët
- 2 gota ujë
- 2 lugë gjelle gjethe çaji jeshil të lirshëm ose 3 qese çaji jeshil
- 4 dardha Bosc ose Anzhou mesatare, të përgjysmuara për së gjati dhe me bërthama
- 2 lugë gjelle xhenxhefil të freskët të grirë
- 2 lugë çaji lëvore portokalli të grira imët
- 2 mango, të qëruara, me fara dhe të prera
- Nenexhik i freskët i prerë

1. Në një tenxhere të mesme përzieni lëngun e portokallit dhe ujin. Lëreni të vlojë. Hiqeni nga zjarri. Shtoni çajin jeshil. Lëreni të ziejë për 8 minuta. Kullojeni përzierjen dhe kthejeni në tenxhere. Shtoni gjysmat e dardhës,

xhenxhefilin dhe 1 lugë çaji lëvozhgë portokalli. Kthejeni përzierjen vetëm në valë; zvogëloni nxehtësinë. Ziej, pa mbuluar, rreth 10 minuta ose vetëm derisa dardha të zbutet. Duke përdorur një lugë me vrima, hiqni dardhat, duke rezervuar lëngun e gjuetisë pa leje. Lërini dardhat dhe lëngun të ftohen në temperaturën e dhomës.

2. Në një përpunues ushqimi ose blender kombinoni mangot, 2 lugë gjelle nga lëngu i gjuetisë pa leje dhe 1 lugë çaji të mbetur lëvozhgë portokalli. Mbulojeni dhe përpunoni ose përziejeni derisa të jetë homogjene, duke shtuar më shumë lëng për gjuetinë pa leje, 1 lugë gjelle në një kohë, sipas nevojës për të arritur konsistencën e dëshiruar.

3. Vendosni 1 gjysmë dardhe në secilën nga tetë pjatat për servirje; hidhni me lugë pak nga pureja e mangos mbi çdo porcion. Spërkateni me nenexhik të freskët të prerë.

HURMA ME SALCË KANELLE-DARDHE

PERGATITJE:Gatim 20 minuta: 10 minuta bën: 4 racione

HURMAT JANË NË PËRGJITHËSI NË SEZONNGA TETORI DERI NË SHKURT, NË VARËSI TË VENDIT KU JETONI. SIGUROHUNI QË TË BLINI HURMA FUYU - JO HACHIYA. LËKURAT E HURMAVE FUYU MUND TË JENË TË FORTA. NËSE PO, THJESHT QËRONI ATO DUKE PËRDORUR NJË QËRUES PERIMESH.

- 2 dardha Bartlett të pjekura, të qëruara, të prera dhe të prera
- ⅓ filxhan ujë
- 1 lugë çaji lëng limoni të freskët
- ½ lugë çaji kanellë të bluar
- 1 fasule vanilje e plotë
- 3 hurma të pjekura Fuyu
- ⅓ filxhan arra të copëtuara, të thekura (shih bakshish)
- ⅓ filxhan boronica të thata ose rrush pa fara të ëmbëlsuar me lëng molle

1. Në një tenxhere të vogël bashkojmë dardhat, ujin, lëngun e limonit dhe kanellën; le menjane.

2. Pritini kokrrën e vaniljes përgjysmë për së gjati. Kurseni gjysmën për një përdorim tjetër. Duke përdorur pjesën e pasme të një thike gri, grijini farat nga gjysma e mbetur e fasules së vaniljes dhe shtoni në përzierjen e dardhës.

3. Gatuani përzierjen e dardhës mbi nxehtësinë mesatare-të ulët për 10 deri në 15 minuta ose derisa dardhat të jenë shumë të buta, duke e përzier herë pas here. (Koha e gatimit do të varet nga sa të pjekura janë dardhat tuaja.) Duke përdorur një blender zhytjeje, bëjeni purenë e përzierjes në tenxhere derisa të jetë homogjene. (Nëse nuk keni një blender zhytjeje, transferojeni përzierjen në një blender të rregullt; mbulojeni dhe përziejeni derisa të jetë homogjene.) Transferoni në një tas; mbulojeni dhe vendoseni në frigorifer derisa të ftohet plotësisht.

4. Për të përgatitur hurmat, prisni dhe hidhni skajet e kërcellit. Pritini në gjysmë horizontalisht dhe hiqni çdo farë. Pritini hurmat në copa ½ inç.

5. Për ta shërbyer, ndajeni purenë e dardhës në katër tasat për servirje. Sipër shtoni hurma, arra dhe boronicë.

www.ingramcontent.com/pod-product-compliance
Lightning Source LLC
Chambersburg PA
CBHW070421120526
44590CB00014B/1488